*Aus der Zeit wollt ihr einen Strom machen,
an dessen Ufer ihr sitzt und zuschaut,
wie er fließt. Doch das Zeitlose in Euch
ist sich der Zeitlosigkeit des Lebens bewusst.*
Khalil Gibran

## Zur Autorin

Sabine Gerlach: 1961 im nordrhein-westfälischen Sauerland geboren, lebt heute in Augsburg/Bayern. Nach dem Magister Studium der Germanistik, Pädagogik, Publizistik an der Universität Münster arbeitete sie lange Jahre in der Erwachsenenbildung als Leiterin einer Bildungsstätte für kulturelle Bildung und Gesundheitsbildung.

Seit 2000 ist sie als freiberufliche Seminarleiterin und Yogalehrerin tätig. Ihr Weg des Yoga ist geprägt von der Ausbildung im Hatha Yoga beim Berufsverband der Yogalehrenden in Deutschland (BDY/EYU), wie auch durch Weiterbildungen im Hatha Yoga der Energie bei Boris Tatzky sowie im Luna Yoga bei Adelheid Ohlig und im Hormon Yoga bei Dinah Rodrigues. Die Ausbildung im Erfahrbaren Atem am Ilse Middendorf Institut im Odenwald verfeinerten ihre Kenntnisse ebenso wie die Ausbildung in Integrativer Psychotherapie am Psychotherapeutischen Institut Münster. Über den Weg des Yoga sich selbst zu erfahren und in Körper und Geist weiterzuentwickeln, ist ihr ebenso wichtig, wie der Freude und dem Wohlbefinden Raum zu geben.

Nähere Informationen zur Seminararbeit der Autorin finden sich unter:
**www.yoga-pfade.de**

**Impressum**
1.Auflage, Dezember 2009
**copyright:** Text, Zeichnungen und Fotos Sabine Gerlach
**copyright:** Verlag und Herstellung BoD
**Zeichnungen:** Christa Gerlach
**Grafische Gestaltung:** Dassel-Design
Alle Urheberrechte bei Sabine Gerlach.

Umwelthinweis: BoD verwendet bei der Buchherstellung säure-, holz- und chlorfreies Papier. Die Papiersorte ist PEFC-zertifiziert, d.h. sie entsteht aus einer nachhaltigen Waldbewirtschaftung und umweltgerechter Produktkette von der Verarbeitung bis zum Verbraucher.

ISBN 978-3-837-08085-8

# Sabine Gerlach
## Yoga - Ein Kompass im Alltag

Ein Leitfaden
in Philosophie
und Praxis

# Inhalt

| | |
|---|---|
| Vorwort | 6-8 |
| Einführung | 9-10 |

## Teil 1: Die geistigen Ursprünge des Yoga

| | |
|---|---|
| 1.1 Die Bhagavadgita: Die Wege des Yoga der Tat, der Liebe und der Erkenntnis | 11-14 |
| 1.2 Der Königsweg: Die Yoga-Sutras des Patanjali | 15-16 |
| 1.3 Die acht Stufen des Königsweges in der Alltags- und Yoga-Praxis | 17-41 |
| 1.4 Die Verbindung von Yoga-Philosophie und Yoga-Praxis | 42-43 |
| 1.5 Das Zur-Ruhe-Kommen der Denkbewegung | 44-46 |
| 1.6 Hindernisse auf dem inneren Weg der Befreiung | 47-49 |
| 1.7 Inneres Wachstum auf dem Yoga-Weg | 50-54 |

## Teil 2: Die Theorie und Praxis des Hatha-Yoga

| | |
|---|---|
| 2.1 Der Hatha-Yoga und sein Grundkonzept | 55-57 |
| 2.2 Lebenskraft und Lebensfluss: Die Bedeutung von nadi, cakra und kundalini | 58-60 |
| 2.3 Die zentralen Energiezentren: Was sind cakras | 61-71 |
| 2.4 Der Umgang mit dem Atem: pranayama | 72-74 |
| 2.5 Die Wechselatmung: nadi shodana | 75-76 |

## Teil 3: Zur Praxis der Meditation

| | |
|---|---|
| 3.1 Yoga-Meditation: Was ist das? | 77-79 |
| 3.2 Meditationstechniken für die Praxis | 80-84 |
| 3.3 Der Klang des Körpers: Die Atem-Klang-Räume | 85-89 |
| 3.4 Mantra singen | 90-93 |
| 3.5 Die Bedeutung des OM | 94-95 |

## Teil 4: Ein Ausflug in die Anatomie

| | |
|---|---|
| 4.1 Der Vorgang der Atmung | 96-98 |
| 4.2 Atmung und Organe | 99-100 |
| 4.3 Die Atmung und das Herz-Kreislauf-System | 101-102 |
| 4.4 Aufbau und Funktion der Wirbelsäule | 103-104 |
| 4.5 Die Aufgabe der Wirbelsäule in der Yoga-Praxis | 105-108 |
| 4.6 Rückenschmerzen wollen beachtet sein | 109-111 |
| 4.7 Die Bandscheiben und ihre Bedeutung im Praktizieren von Yoga | 112-114 |
| 4.8 Yoga-Praxis mit hohem und niedrigem Blutdruck im Yoga | 115-116 |

## Teil 5: Die Praxis des Hatha-Yoga

| | |
|---|---|
| 5.1 Die Qualität der Körperhaltung | 117 |
| 5.2 Grundprinzipien für die eigene Übungspraxis | 118-120 |
| 5.3 Das Bedürfnis nach Entspannung | 121-122 |
| 5.4 Die Bedeutung der Totenstellung auf dem Yoga-Weg | 123-124 |
| 5.5 Rahmenbedingungen für eine gute Übungspraxis | 125-126 |
| 5.6 Üben in Schritten: Das Prinzip von vinyasa krama | 127-128 |

## Teil 6: Yoga üben zuhause

| | |
|---|---|
| | 129-130 |
| 6.1 Übungseinheiten: Themen und Hauptasanas | 131-141 |
| 6.2 Einzelne Übungsabläufe | 142-159 |

| | |
|---|---|
| Schlussbetrachtung und Danksagung | 160-161 |
| Literatur und Quellennachweise | 162-163 |

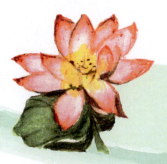

*Das schönste Verstehen in der Welt
ist das Verstehen des Geheimnisvollen.
Albert Einstein*

# Vorwort

Beim Schreiben dieses Buches hat mir die intensive Auseinandersetzung mit den Wegen des Yoga sehr viel Freude gemacht. Noch einmal wurde mir deutlich, wie sehr der Yoga eine Wissenschaft und eine geistige Lehre für das Leben ist.

Das hier vorliegende Buch stellt im Wesentlichen den geistigen Weg des **Raja-Yoga** anhand der Yoga-Sutras von Patanjali und die Praxis des **Hatha-Yoga** vor. In Europa finden die meisten Menschen den Zugang über den körperbetonten Hatha-Yoga. Doch wer sich darüber hinaus auch für die philosophischen Ursprünge und geistigen Aspekte des Yoga interessiert findet auf den folgenden Seiten einen Überblick und viele Beispiele für die Praxis dazu.

Die Darstellungen beschreiben die verschiedenen theoretischen Konzepte des Yoga sowie ihre Umsetzung in eine **Yoga-Praxis** und ihre Anwendung im **Lebensalltag**. Sie wollen geistige Anregungen geben, aber auch konkrete Möglichkeiten aufzeigen, wie jeder einzelne seinen Alltag ausgeglichener, liebevoller, stressfreier und selbst bestimmter gestalten kann.

Der Weg des Yoga führt den Übenden in eine wachsende Achtsamkeit mit sich selbst. Und Yoga schult eine Achtsamkeit dafür, wahrzunehmen was im Umgang mit anderen und im Umgang mit dem, was der Alltag an Aufgaben stellt, für die eigene Situation förderlich ist und gut tut.

**Yoga wirkt**, wenn wir merken, dass wir besser schlafen, wir uns besser entspannen oder körperliche Beschwerden aufhören. Die Auswirkungen von Yoga zeigen sich auch darin, dass mehr Bewusstheit in unser Denken und Handeln eintritt. Bewusstheit für Lebensumstände die Leid verringern, für Möglichkeiten der inneren Heilung oder für ein vertrauensvolles Loslassen können von äußeren Sicherheiten. Yoga ist ein Weg des Wandels, der den Übenden von den instabilen Gegebenheiten im Außen zur inneren Stärke, Ausgeglichenheit und Stabilität führt.

Yoga wird in Laufe des persönlichen Bewusstseins-Prozesses für den Übenden zu einem Pfad der Achtsamkeit auf den verschiedenen Ebenen des Handelns, Denkens und (Da-) Seins. Der **Yoga-Pfad der Achtsamkeit** schließt dabei weitere Aspekte mit ein:

- Yoga ist ein **Pfad der Bewusstwerdung**: Ein sich bewusst werden über den Zustand seines Körpers, seiner Psyche und seines Geistes.
- Yoga ist ein **Pfad der Heilung**: Ein Gesunden und Heil werden an Körper, Psyche und Geist.
- Yoga ist ein **Pfad des Unterstützt Werdens**: Unterstützt werden darin, Denken und Handeln mehr in dem Bewusstsein des Verbundenseins zu gestalten und diese Impulse in die Welt zu tragen.
- Yoga ist ein **Pfad des Eins werdens**: Eins werden mit seinem höheren Selbst und mit dem universellen, alles umfassenden Bewusstsein.

Der Yoga-Weg ist wie eine Bergwanderung. Für den Aufstieg zum Gipfel braucht es eine bewusste Vorbereitung, eine gute Wegzehrung, Durchhaltevermögen und die Bereitschaft, den Weg im eigenen Tempo bis hinauf zur Bergspitze wirklich zu gehen. Mit jedem Schritt, mit dem der Übende voranschreitet, gewinnt er mehr Boden unter seinen Füßen. Er erlebt, getragen vom Grund der eigenen Stärke, die Elemente und die Freude eines inneren Wandels. Seine Wegzehrung sind dabei die Körperübungen, die Atemtechniken und die Philosophie des Yoga. Sie helfen ihm beim Aufstieg des Bewusstseins. Ein Aufstieg, der den Übenden aus einem Unwohlsein von Körper und Geist zum Wohlbefinden, vom Unbewussten zur Erkenntnis und von äußeren Unsicherheiten zur inneren Kraft führt.

Im hinteren Praxisteil des Buches wird der Berg auch als Körperhaltung beschrieben und in seiner Symbolik näher erläutert. In dieser Haltung werden der Zustand der Ruhe, der Bewusstheit und die Verbundenheit mit Erde und Himmel körperlich und geistig erfahrbar.

Ich wünsche den Lesern und Leserinnen viel Freude mit den folgenden Ausführungen. Mögen sie für den Einzelnen bereichernde Inspirationen beinhalten und manches Edelweiß am Wegesrand zum inneren Gipfel und manches Samenkorn der Seele zum Blühen bringen.

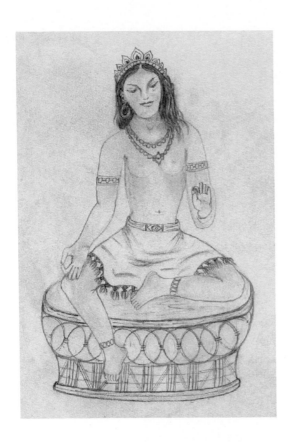

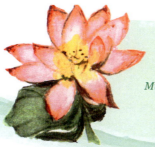

*Meine Seele ist reich
Ich trage Reichtümer, Juwelen und Fülle
mit mir tief im Innern. Ich besitze ein
freigiebiges Herz. Meine Mitgift sind Liebe,
Mitgefühl, Gemeinschaft. Ich habe meine Quelle
in den göttlichen Kräften. Alles Gute strömt
zu mir und durch mich hindurch.
Julia Cameron*

# Einführung

Der Yoga umfasst verschiedene Wege, die der Mensch gehen kann, um zu Ruhe, Ausgeglichenheit und einer Einheit mit sich Selbst und der Schöpfung zu gelangen. Diese verschiedenen Yoga-Wege, die in der indischen Kultur ihren Ursprung haben und in den letzten Jahrzehnten auch immer mehr Beachtung in den westlichen Ländern finden, werden in diesem Buch vorgestellt.

**Es sind die Wege des**

| | |
|---|---|
| Hatha - Yoga | der Yoga des Körpers |
| Raja - Yoga | der Yoga des Königsweges |
| Karma - Yoga | der Yoga der Tat |
| Bhakti´ - Yoga | der Yoga der Liebe und Hingabe |
| Jnana - Yoga | der Yoga der Erkenntnis |

Der über Indien hinaus bekannteste unter ihnen ist wohl der **Hatha-Yoga**. Dieser stellt den Körper ins Zentrum der Aufmerksamkeit. Er beinhaltet ein detailliertes System von Körper- und Atemübungen, mit denen der Übende eine innere Ausrichtung und Ausgewogenheit erfahren kann und Körper und Geist gesund erhalten werden.

Der **Raja Yoga** gründet sich auf die zentralen Yoga-Sutras des Weisen Patanjali. Hier ist ein ausführlicher Yoga-Weg beschrieben, der die Schulung unseres Verhaltens und unseres Bewusstseins in acht Stufen unterteilt.

Es sind Unterweisungen für ein ethisches Verhalten, für die Schulung von Geisteshaltungen und für die Erlangung einer Verbindung zum Göttlichen. Der Körper spielt hier nur eine untergeordnete Rolle.

Die anderen drei Wege des Yoga sind erfasst in der Bhagavadgita. Eine der zentralen religiösen Schriften Indiens. Hier unterweist Gott Krishna den Krieger Arjuna in der Kunst der Lebensführung und erläutert dabei drei mögliche Yoga-Wege.

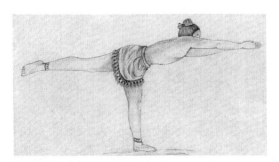

Der Held (Variante)

Der **karma Yoga** ist der Weg des rechtschaffenden Handelns. Er beschreibt die innere Haltung eines selbstlosen Handelns im Dienste der Gemeinschaft und in dem Annehmen seiner eigenen Bestimmung.

Der **bhakti Yoga** ist der Weg der Liebe und Hingabe. Hier entsteht eine innere liebevolle Haltung, die in allem was lebt, den göttlichen Kern zu sehen und zu schätzen vermag.

Der **jnana Yoga** ist der Weg, der über die Erkenntnis führt. Eine Erkenntnis über die Zusammenhänge der sichtbaren und der unsichtbaren Welten. Er umfasst den Prozess der Selbsterkenntnis und der Entwicklung einer Unterscheidungsfähigkeit zwischen der Existenz der äußeren Welt, mit all ihren Erscheinungen und der inneren Welt des (göttlichen) Selbst.

Der **Weg des Yoga**, in welcher Form auch immer er beschritten wird, ist keine Religion. Es ist ein spiritueller und freigeistiger Weg, der den Menschen zu mehr Bewusstsein, Toleranz, innerem Frieden und Verständnis für sich selbst und seine Mitwelt führt. In seinem universellen Charakter kann dieser Weg in allen Kulturen und in allen Religionen ausgeübt werden.

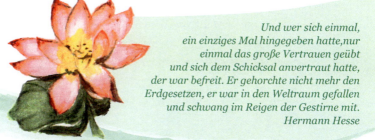

*Und wer sich einmal,
ein einziges Mal hingegeben hatte, nur
einmal das große Vertrauen geübt
und sich dem Schicksal anvertraut hatte,
der war befreit. Er gehorchte nicht mehr den
Erdgesetzen, er war in den Weltraum gefallen
und schwang im Reigen der Gestirne mit.*

Hermann Hesse

# Die geistigen Ursprünge des Yoga

## Die Bhagavadgita:
## Die Wege des Yoga der Tat, der Liebe, der Erkenntnis

Die Bhagavadgita bedeutet „Lied des Geistes" oder auch „Göttlicher Gesang". Die Gita ist eine der zentralen Schriften Indiens, die zwischen dem 4. Jh. v. Chr. bis 2. Jh. n. Chr. entstand. Dieses in Versen geschriebene Werk ist ein Gleichnis, das den inneren und äußeren Konflikt des Menschen zwischen seinem materialistisch verhafteten Bewusstsein und seinem göttlichen Seinszustand beschreibt.

Das Gleichnis beschreibt den **psychologischen Kampf** auf dem geistigen Schlachtfeld von Körper und Geist. So werden in der Gita die psychologischen Neigungen und die Fähigkeiten des Menschen mit einem symbolischen Sanskrit-Namen der handelnden Personen dargestellt. Der Kampf findet zwischen zwei rivalisierenden Familiensträngen statt. Die beiden Hauptkräfte, die miteinander im Widerstreit liegen, werden durch die Familienstränge der Pandus, symbolisch stehend für die reine Intelligenz, und der Kurus, symbolisch stehend für die sinnverhafteten Neigungen, veranschaulicht.

Am Vorabend der Schlacht erscheint Gott Krishna dem Krieger Arjuna. Arjuna steht auf der Seite der Pandus und verkörpert die aufstrebende Seele des Menschen. Sri Krishna ist die herabgekommene göttliche Seele, die ihm zur Seite steht und ihm den Weg zur Befreiung weist. Die Gita ist ein **Zwiegespräch** zwischen den beiden über die rechte Haltung und Lebensführung des Yoga. Ein Gespräch darüber, wie der Mensch, dessen göttlicher Geist in einen menschlichen Körper, also in die Materie hinab gestiegen ist, nun wieder aus seiner begrenzten Welt und aus seinem begrenzten Ego-Bewusstsein zum wahren, unsterblichen Bewusstsein aufsteigen kann.

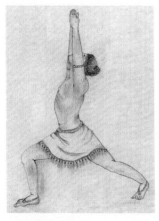
Der Held (Variante)

Der Geist, das heißt das wahre Selbst, kämpft dabei gegen die Verlockungen und Anhaftungen der Materie an. Er ringt damit, sich mit dem falschen Ego-Bewusstsein zu identifizieren, aus dem er sich wieder lösen muss. Dieser Weg zur **Befreiung des Selbst** wird in drei Hauptwegen des Yoga beschrieben, die Sri Krishna Arjuna aufzeigt: der Weg der Tat (karma yoga), der Liebe (bhakti yoga) und der Erkenntnis (jnana yoga).

**Im Folgenden werden diese drei Wege in ihrer Essenz charakterisiert:**

Der Weg des **karma yoga** stellt den Weg des richtigen Handelns dar. Karma bedeutet übersetzt Tat oder Handlung. Der Mensch führt seine Handlungen normalerweise so aus, dass sie auf ein Ziel, auf eine Funktion oder auf eine Absicht ausgerichtet sind. Die Motive seines Handelns liegen darin, sich gut zu fühlen, einen Vorteil für sich zu erlangen oder ein Bedürfnis zu stillen. Der Yogi hingegen handelt, ohne irgendwelche Früchte seines Handelns für sich zu erwarten oder einen persönlichen Vorteil daraus zu ziehen. Er handelt ohne persönliches Begehren. Handeln im Sinne des karma yoga stellt das eigene Handeln in den Dienst der Menschen und der kosmischen Ordnung. Und es folgt der karmischen Pflicht, die jeder Mensch - entsprechend seiner höheren Bestimmung - für sich zu erfüllen hat. Für Arjuna heißt dies, als Krieger zu kämpfen und so seine karmische Pflicht zu erfüllen. Dieser Kampf, den Arjuna zu führen hat, bedeutet in seiner Symbolik, die hinderlichen Kräfte (klesas)[1], die den Weg zur inneren Befreiung behindern,

---

[1] vgl. hierzu die Erläuterungen im Kapitel über die hinderlichen Kräfte (klesas).

zu besiegen. Sri Krishna führt deshalb Arjuna, stellvertretend für alle Menschen, heraus aus seinen Ängsten und seinen Verstrickungen hin zur Vereinigung mit seinem höheren Selbst.

Um rechtschaffend handeln zu können und karmische Verhaftungen zu lösen, ist es entscheidend, sich in Selbstbeherrschung zu üben, persönliches Begehren aufzugeben und Verhaftungen des Ego-Bewusstseins zu überwinden. Die Voraussetzung für ein solches Handeln ist die Fähigkeit zur Unterscheidung (viveka). Der Mensch muss lernen zu unterscheiden, aus welchen Beweggründen er handelt: ob aus der Energie des Begehrens, aus der Identifizierung mit dem begehrten Objekt, aus verhafteten Gefühlen heraus oder aus der absichtslosen Haltung, der höheren, göttlichen Ordnung zu dienen. Nur so kann der Handelnde erkennen, ob er seine Taten in der rechten Lebensführung vollzieht oder selbstbezogen aus egoistischen Motiven heraus handelt.

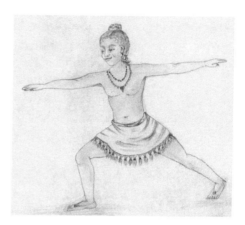

Der Held (Variante)

**Bhakti yoga** ist der Weg der Hingabe an das Göttliche und damit der Weg der alles umfassenden Liebe. Es ist die Vereinigung mit dem nichtmanifesten Göttlichen, das allem inne wohnt. Diesem allumfassenden Göttlichen zu dienen und sich dessen in allen Erscheinungen und in allen Handlungen bewusst zu sein und ihm in Liebe zu begegnen, ist die Haltung des bhakti yoga. Sri Krishna erläutert den Weg des bhakti yoga als den für den Gottsuchenden am leichtesten zu gehenden Weg. In ehrlicher, liebevoller Hingabe und steter Konzentration auf die Verbindung zu Gott kann jeder, auch der sündigste Mensch, seinen Weg zur inneren Befreiung finden. Das Göttliche meint hierbei keinen personenbezogenen Gott, sondern vielmehr den göttlichen Kern, der allen Lebewesen und allen Erscheinungen der Welt innewohnt.

Die Formen der Verehrung, die der Mensch dabei wählen kann sind vielfältig. So kann sich die Hingabe zum Göttlichen beispielsweise durch Gebete, Rituale, Meditation oder Mantra-Singen ausdrücken. Und jedem, der seinen Geist und seine Handlungen zur Verehrung und zur Vereinigung mit der göttlichen Liebe ausrichtet, ist Erlösung gewiss. Jeder, der mit dem Herzen und seiner Intuition nach Gott strebt, wird verwandelt werden. So sollten auch wir unser Herz öffnen und innerlich bereit sein, die Liebe in ihren verschiedensten Formen und Gesten in unser Leben zu lassen. Der Liebe in unserem Leben Ausdruck zu verleihen bedeutet zum Beispiel: uns selbst für liebenswert zu halten, ebenso wie wir andere wertschätzen und ihnen in einer liebevollen Haltung begegnen und in der Haltung des Wohlwollens seinen Blick auf alles zu richten, was uns widerfährt. Dies lässt in uns eine Energie des Friedens, der Zufriedenheit und der Liebe entstehen.

Der Weg des bhakti yoga gilt als die Grundlage sowohl für den Weg des rechtschaffenden Handelns im karma yoga wie auch für den Bewusstseinsprozess zur höchsten Erkenntnis im **jnana yoga**. Auf der Hingabe und Liebe zum Göttlichen und auf der steten Haltung des bhakti yoga gründet sich der Weg des jnana yoga, der zur höchsten Weisheit führt. Jnana Yoga ist dabei kein dem Leben entfremdetes Studieren philosophischer Texte. Es ist vielmehr eine Philosophie im Sinne einer Lebenslehre, die in dem nach Erkenntnis strebenden Menschen ein Bewusstsein für sich selbst und das Transzendente, das Kosmische wachsen lässt. Mit den Mitteln des Intellektes und des denkenden Verstandes weckt jnana Yoga das verschüttete Weisheitspotential im Menschen und führt ihn zur Erkenntnis. Er lässt den Geist klar werden, so dass alle Zweifel oder Ängste sich auflösen. An deren Stelle tritt Vertrauen und damit die Gewissheit, eingebettet zu sein in die kosmischen Kräfte in uns selbst und um uns herum.

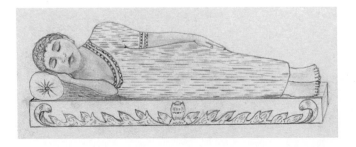

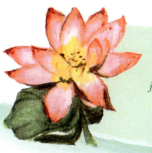

*Alle intuitive Erkenntnis kommt aus dem Licht des sich selbst bewussten höheren Geistes, der in unsern Geist eintritt, jenes höheren Geistes, der verborgen hinter unserm Geist steht und der sich alles dessen bewusst ist, was er in sich birgt.*
Sri Aurobindo

# Der Königsweg: Die Yoga-Sutras des Patanjali

Der indische Philosoph und Lehrer Patanjali schrieb seine bis heute zentrale Lehre zum geistigen Weg des Yoga in der Zeit vom 2. Jhd. vor bis 2 Jhd. nach Chr.. Seine genaue Lebensspanne ich nicht bekannt. Der von Patanjali in acht Stufen unterteilte Weg des Yoga wird auch **Königsweg** genannt, da er alle wesentlichen Faktoren für die Entwicklung eines geistigen Wachstumsprozess und Bewusstseinswandels beinhaltet. Der Asthanga-Yoga (asthanga = acht) von Patanjali ist ein umfassendes System, welches Hinweise gibt für ein ethisches Verhalten, für eine positive innere Ausrichtung des Geistes, für eine gute Körperhaltung und für die spirituelle Verbindung zum Göttlichen.

Dieser Weg folgt zentralen Übungsthemen, mit denen sich jeder Yoga-Praktizierende ehrlich auseinander setzen sollte. „Sie sind die verschiedenen Glieder des ganzheitlichen Yogaweges und sind in ihrer Wichtigkeit alle gleichwertig. Sie stellen eine **Umschulung des Verhaltens** dar, die sich an sechs verschiedene Ebenen unserer Persönlichkeit richtet, beginnend von der äußersten bis hin zu subtilsten Ebene"[2]. Patanjali trifft dabei eine Unterscheidung zwischen den äußeren (yamas) und inneren (niyamas) Gliedern des Yoga und die letzten drei fasst er zusammen unter der Bezeichnung der Sammlung (samyama). Sie beinhalten die Kunst der Konzentration, der Meditation und der Versenkung.

[2] Sriram, R.: Patanjali Yogasutra Arbeitsbuch, S. 88-89

Sutra bedeutet Faden und so wie Fäden die Perlen einer Kette zusammenhalten, so binden die einzelnen Aspekte der insgesamt 196 Yoga-Sutras jene Elemente zusammen, die für die Entwicklungsstufen des Menschen auf seinem Befreiungsweg des Yoga von Bedeutung sind. Bevor Patanjali sein System dieser Entwicklungsstufen näher erläutert, zählt er zunächst die acht Glieder der Reihe nach auf: yama – niyama – asana – pranayama – pratyahara – dharana – dhyana – samadhayo` stav angani.[3.]

**Die acht Stufen des Yoga-Weges:**
1. **yama:** äußere Regeln des allgemeinen Handelns
2. **niyama:** innere Regeln der Geisteshaltung, mit denen gehandelt wird
3. **asana:** die rechte Körperhaltung
4. **pranayama:** die Regulierung des Atems
5. **pratyahara:** das sich Zurückziehen der Sinne
6. **dharana:** die Kunst der inneren Sammlung
7. **dhyana:** die Kunst des Loslassens und der Meditation
8. **samadhi:** der Zustand der inneren Leere und Vereinigung

Die Elemente dieses Weges enthalten Hinweise für ein konstruktives Handeln nach außen sowie Hinweise für die Entwicklung von positiven Einstellungen. Wobei diese sich gegenseitig beeinflussen. Es ist ein ständiges Miteinander, ein Wechselspiel, das sich bedingt und durchdringt.

So kann jeder an sich beobachten, wie zum Beispiel die Ausrichtung der körperlichen Haltungen oder äußeren Handlungen auch die inneren Geisteshaltungen beeinflusst und wie die inneren Haltungen sich in den äußeren Haltungen und Handlungen widerspiegeln. Wenn man zum Beispiel aufgewühlt oder in Stress ist, sind auch die eigenen Handlungen hektisch und unkonzentriert. Wenn man dann bewusst ruhig atmet und seinen Geist nach innen zentriert, werden auch die Handlungen und Gedanken wieder zielgerichtet und ruhig. Oder wenn wir uns ängstlich oder unwohl fühlen, sackt unsere Körperhaltung zusammen. Während wir in einer freudigen und kraftvollen Stimmung mit einem aufgerichteten Körper und weitem Brust- und Herzraum durch's Leben gehen.

---

[3] Bäumer, Bettina,(Hrsg.): Die Wurzeln des Yoga, Barth Verlag, S. 115.

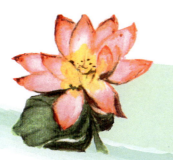

*Auf die Dauer der Zeit
nimmt die Seele
die Farben der Gedanken an.*
Marc Aurel

# Die acht Stufen des Königsweges in der Alltags- und Yoga-Praxis

Im Folgenden werden der Umgang mit den **Stufen des achtfachen Pfades** dargestellt und Beispiele dafür gegeben, wie diese in eine Alltags- und Yoga-Praxis umzusetzen sind. Die von Patanjali bereits vor rund 2000 Jahren genannten Elemente sind bis heute aktuelle Anregungen, um zum Wohle für sich selbst, zum Wohle der Gemeinschaft und im Einklang mit der Schöpfung sein Leben zu gestalten. Hier findet man auch für unsere heutige Zeit hilfreiche Orientierungen für das eigene Handeln sowie die eigene geistige und spirituelle Ausrichtung.

Im Umgang mit den fünf yamas und den fünf niyamas, wie auch mit den weiteren Gliedern innerhalb dieses Übungsweges, entsteht zuerst im geschützten Raum der Yogapraxis eine Veränderung des Verhaltens und Denkens. So kann zum Beispiel der Einzelne im Umgang mit dem eigenen Körper und in dessen achtsamer Wahrnehmung sich selbst und seine eigenen Potentiale kennen lernen. In den Yoga-Haltungen zu spüren, was gut tut und was Unwohlsein hervorruft, hilft auch, im Alltag besser auf sich zu achten und unterscheiden zu lernen, was das eigene Wohlbefinden stärkt bzw. was es schwächt.

Weiter gilt es, das, was sich in der Yoga-Praxis gezeigt hat, in der Begegnung mit der Umwelt und anderen Menschen, zu erproben und zu sehen, inwieweit sich das Gelernte auch innerhalb der Herausforderungen des Alltags bewährt.

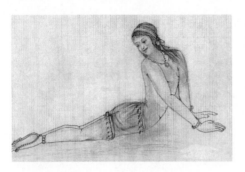

Jedem, der sich mit diesen Übungs- und Entwicklungsfeldern beschäftigt, wird rasch deutlich werden, dass Yoga keine reine Praxis für die Matte oder für eine isolierte Übungszeit während des Tages ist.

Die gedrehte Cobra

Die folgenden Beispiele für die einzelnen Glieder des achtstufigen Pfades beziehen sich daher auf Aspekte der **Yogapraxis**, wie auch auf mögliche **Umsetzungen im Alltag**. Zunächst wird der Originalvers aus den Yoga-Sutras zitiert und dessen Inhalt erläutert. Dazu werden konkrete Beispiele für unser Verhalten im Alltag gegeben. Die Erläuterungen zu den jeweiligen Regeln enden mit einer Übersicht, wie diese in die Yogapraxis umzusetzen sind.

Für die genannten Zitate der Sutras (PYS) und deren Übersetzung wird durchgängig der Kommentar von T.K.V. Desikachar verwendet.[4]

### 1. Stufe: Zu den yamas, unsere Verhaltensweisen nach außen:

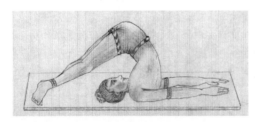

Der Pflug

Diese fünf Prinzipien unseres Verhaltens gegenüber unserer Umwelt, uns selbst und anderen gegenüber, haben universellen Charakter und finden sich in ähnlicher Form in fast allen Kulturen. Sie sind die Grundlage dafür, dass sich in einer Gesellschaft eine friedvolle Zivilisation entwickeln kann. Die Essenz der yamas bezieht sich darauf, keinem Lebewesen, auch nicht sich selbst, in welcher Form auch immer, Leid zuzufügen.

[4] Desikachar, T.K.V.: Über Freiheit und Meditation, S. 84 - 100

Neben ihrer gesellschaftlichen Bedeutung bilden diese fünf Prinzipien die individuellen Voraussetzungen dafür, den inneren Befreiungsweg des Yoga wirklich gehen zu können. Erst aus der Entwicklung und Festigung eines ethischen Verhaltens ist es möglich, zu immer feineren Ebenen und tieferen geistigen Ausrichtungen zu kommen. Der Weg führt uns von den äußerlich sichtbaren, das heißt, den nach außen gerichteten Verhaltensweisen weiter zu den nach innen gerichteten Ebenen unserer geistigen und emotionalen Einstellungen: Vom Groben (Äußeren) zum Feinen (Inneren) und vom Feinen wieder rückwirkend zum Groben, da beides im Wechselspiel miteinander steht.

**Yamas, die Regeln unseres äußeren Verhaltens:**
- Gewaltlosigkeit (ahimsa)
- Wahrhaftigkeit (satya)
- Nicht-Stehlen (asteya)
- reiner Lebenswandel (brahmacarya)
- Nicht-Besitzergreifen (aparigraha)

**Was bedeuten nun diese fünf Regeln im Einzelnen?**

**Gewaltlosigkeit -**
**ahimsapratisthayam tatsannidhau vairatyagah (PYS, II, 35)**
„Je behutsamer ein Mensch handelt, desto mehr werden andere Menschen in seiner Gegenwart liebevolle Gefühle empfinden."

Der Aspekt der Gewaltlosigkeit bezieht sich auf unsere konkreten Handlungen, schließt aber auch unser Denken und Sprechen mit ein. Ahimsa umfasst das Vermeiden von körperlicher und äußerer Gewalt, wie auch die innere Haltung der Gewaltlosigkeit. Es meint ein wohlwollendes Umgehen mit uns selbst und allem, was lebt. Dies drückt sich aus in Rücksichtnahme, Freundlichkeit und Verständnis. Es gilt, mit liebevoller Zugewandtheit und Respekt anderen, sich selbst und der Schöpfung zu begegnen. Dazu gehört zum Beispiel in der Rücksichtnahme auf andere nicht einfach seinen eigenen Willen durchzusetzen und auftretenden Konflikten in Beziehungen oder in Arbeitszusammenhängen mit Verständnis zu begegnen. Man sollte gewaltfrei kommunizieren. Dies bedeutet, auf ein respektvolles und empathisches Reden und Zuhören zu achten. Eigene Meinungen werden geäußert, ohne dabei verletzend zu werden.

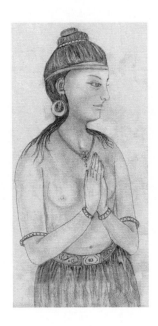

Achtsam gilt es auch dabei zu sein, welche Art von Nachrichten und Informationen man aufnimmt. Fernsehkonsum, Zeitungslesen und unser Umgang mit Medien enthält in der heutigen Zeit leider zum größten Teil die Aufnahme von negativer Berichterstattung über Gewalt, Krisen und Bedrohungen. Wir können uns bewusst machen, dass diese Informationsaufnahme auch einen störenden Einfluss auf unseren Energiehaushalt, unser Denken, unser Handeln und unsere inneren Einstellungen ausübt. Genau so wie wir darauf achten, für unseren Körper gute Nahrung aufzunehmen, sollten wir uns auch bewusst sein darüber, mit welcher geistigen Nahrung wir uns versorgen. Ebenso wie wir kein verdorbenes Gemüse essen, gilt es auch keine verdorbenen Nachrichten zu uns zu nehmen.

Auch im Hinblick auf unsere Emotionen sollten wir uns um einen aufmerksamen Umgang bemühen. Falls Situationen oder das Verhalten von anderen Wut oder Ärger in uns auslösen, sollten wir möglichst nicht aus dem Gefühl der Wut und der Betroffenheit heraus reagieren. Besser ist es, einen zeitlichen Abstand entstehen zu lassen, die auftretenden Empfindungen beobachten, um dadurch zunächst die Ursachen des Ärgers zu verstehen. Aus diesem Verstehen heraus wandeln sich die aufgewühlten Gefühle und wir können ruhiger und gelassener klärende Gespräche führen, ohne zu neuen oder heftigeren Konflikten beizutragen. Sobald man verstanden hat, dass alles eine Form von Energie ist und sich als solche auswirkt, geht man unwillkürlich achtsamer um mit seinen Taten sowie mit seinen Gedanken und Worten. In diesem Bewusstsein kann man auch die vielen kleinen Gesten des Alltags ausführen, wie zum Beispiel jemandem die Kaufhaustür aufzuhalten, im Straßenverkehr auf andere Rücksicht zu nehmen oder jemandem auf der Straße ein Lächeln zu schenken.

Gewaltlosigkeit bedeutet zudem, achtsam und verantwortungsvoll mit der Natur und den ökologischen Ressourchen umzugehen. So können wir in einer vegetarischen Ernährung die Achtung vor dem Leben praktizieren. Zudem sind in den Körperzellen der getöteten Tiere Informationen von Angst und Aggression gespeichert und Bestandteil dessen, was wir mit der Nahrung zu uns nehmen. Darüber sollte man sich im Klaren sein.

Mit den Ressourcen und Energiequellen der Erde verantwortlich umzugehen, kann schon in einem bewussten Umgang mit Wasser beginnen, indem wir beim Zähneputzen den Wasserhahn zwischenzeitlich abdrehen. In der Nutzung von alternativen Energiequellen übernehmen wir ökologische Verantwortung und unterstützen die technologische Suche nach einem schonenden Umgang mit der Natur. Gewaltlosigkeit bezieht auch Aspekte struktureller Gewalt mit ein. Das heißt, wir sollten uns an gesellschaftlicher Unterdrückung von Randgruppen und an jeder Form von Rassismus nicht beteiligen.

**Gewaltlosigkeit in der Yogapraxis heißt:**
- mit einer wohlwollenden Haltung in der Übungspraxis sich selbst begegnen und im Wohlbefinden und in einem sich selbst angemessenem Maße zu praktizieren.
- achtsam mit Varianten von asanas üben, um eine sich selbst gemäße Praxis zu ermöglichen und so ein wohlwollendes Umgehen mit sich erfahren.
- auf eine liebevolle Sprache und eine angenehme Tonlage zu achten, da Wort und Klang Energien sind.

## Wahrhaftigkeit -
### satyapratisthayam kriyaphalasrayatvam (PYS, II, 36)
„Jemand, der in einem sehr hohen Maße Wahrhaftigkeit in der Verständigung mit anderen entwickelt hat, wird in seinem Handeln ohne Fehler bleiben."

Es gilt insgesamt Wahrhaftigkeit zu üben in Taten, Worten und Gedanken. Satya bedeutet Wahrhaftigkeit im Umgang mit sich selbst und mit seinen inneren Mustern und Verstrickungen. Dazu gehört es, die Motive seines Handelns, seine

Empfindungen sowie die daraus resultierenden subjektiven Meinungen oder Vorstellungen wahrzunehmen. Nur durch eine bewusste Wahrnehmung können wir unterscheiden lernen, was uns von außen beeinflusst oder von innen heraus bewegt. In der achtsamen Betrachtung und steten Überprüfung können wir die wahren Motive und Ursachen unseres Verhaltens verstehen lernen und dadurch ehrlich mit ihnen umgehen.

Ebenso beinhaltet satya einen wahrhaftigen Umgang mit anderen. Oft ist unser Verhalten anderen gegenüber nicht wirklich ehrlich. Wir halten unsere Meinungen aus Höflichkeit oder um des eigenen Vorteils willen zurück. Oder wir verhalten uns nicht authentisch, aus Angst, den anderen zu verärgern oder zu verletzten oder Ablehnung zu erfahren. Dabei ist es eine schöne Erfahrung, wenn es uns gelingt, anderen Menschen gegenüber, auch in strittigen Situationen, ehrlich zu sein. Offen zu sagen, was wir denken, fühlen oder uns wünschen ist viel konstruktiver als falsche Rücksichtnahme. Entscheidend ist, dass wir dies mit einer Haltung des Respekts und des Wohlwollens dem anderen gegenüber tun. So werden wir die erstaunliche Erfahrung machen können, dass unsere Ehrlichkeit mit Verständnis und Akzeptanz im Umgang mit anderen belohnt wird.

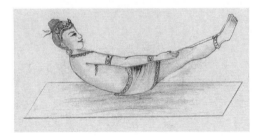

Das Boot

Zudem sollte man Vertrauen haben in seine Intuition und wachsam sein, für diesen inneren Lenker, denn intuitives Wissen ist wahrhaftiger, als jedes kognitive oder analytische Wissen. Wir alle erleben Situationen, in denen uns ein Gedankenblitz oder ein Gefühlsimpuls durchströmt. Oft nehmen wir diesen wahr und schieben ihn wieder zur Seite. Im Nachhinein stellt sich heraus, dass es gut gewesen wäre, auf diesen Impuls zu hören. Wir gehen z.B. bei Sonnenschein aus dem Haus und haben den Impuls einen Regenschirm einzustecken. Lassen diesen dann aber doch liegen, um festzustellen, dass es später zu regnen beginnt. Auch bezeichnen wir vieles als Zufall, statt es ernst zu nehmen und unsere Wahrnehmung auf dieser Ebene zu schulen. Wer kennt das nicht: Wir denken an jemanden und kurz darauf klingelt das Telefon oder wir treffen ihn (zufällig) in der Stadt. Wir können lernen, intuitive Impulse ernst zu nehmen und unserem inneren Wissen ebenso zu vertrauen, wie unseren kognitiven Erkenntnissen. Träume geben uns ebenfalls Hinweise auf die innere Wahrheit, die wir uns oft über das kognitive Denken allein nicht erschließen können. So lohnt es sich, auf die Bilder und die Sprache unserer Träume zu hören und diese zu erinnern und zu deuten lernen.

> **Wahrhaftigkeit in der Yogapraxis zu erreichen heißt:**
> - nicht für andere zu üben, sondern für seine eigene Entwicklung zu praktizieren, um immer authentischer zu werden.
> - ehrlich mit dem umzugehen, was die Meditations- und asana-Praxis über die eigene Befindlichkeit sagt (Körperverfassung, Psyche und Geisteshaltungen).
> - sich nicht mit anderen vergleichen, sondern sich selbst gemäß üben und realistisch einschätzen.

## Nicht stehlen -
### asteyapratisthayam sarvaratnopasthanam (PYS, II, 37)
„Wenn ein Mensch nichts begehrt, was anderen gehört, so werden andere Menschen alles mit ihm teilen wollen, wie kostbar es auch immer sein mag."

Nicht stehlen bezieht sich ganz konkret auf alles Materielle, das man sich nicht aneignet, sofern es anderen gehört. Und es bezieht sich auf Geistiges und Energetisches, was heißt, sich kein Gedankengut von anderen anzueignen oder dieses für sich zu nutzen, ohne um Erlaubnis zu fragen oder es kenntlich zu machen.

Es gilt auch darauf zu achten, keine Energie von anderen zu stehlen, zum Beispiel in Form von Erwartungshaltungen, die diese zu erfüllen haben oder im Ringen um übersteigerte Aufmerksamkeit für sich selbst. Ebenso sollte man sich keine Energie von anderen rauben lassen, die ein übersteigertes Bedürfnis nach Aufmerksamkeit besitzen, sondern hier liebevoll Grenzen setzen. Auch bestehende Beziehungen zwischen anderen Menschen gilt es zu achten, ohne diese zu behindern oder eifersüchtige Besitzansprüche zu stellen. Im Umgang mit anderen geht es darum, unser Gegenüber wertzuschätzen und nicht abwertend mit dem anderen umzugehen.

Ebenso sollten wir darauf achten, es nicht zuzulassen, dass andere uns abschätzig behandeln.

Ein räuberisches Handeln gilt es auch in gesellschaftlicher und wirtschaftlicher Hinsicht zu vermeiden. Ausbeuterische Arbeitsstrukturen sind ein Beispiel dafür, ebenso wie unsere Schnäppchenjagd beim Einkaufen, da die billigen Preise in der Regel nur durch geringe Lohnzahlungen in den Herstellungsländern möglich sind. Unsere eigenen Vorteile erlangen wir also auf Kosten von anderen, dies sollten wir uns bewusst machen und entsprechend handeln. Mit unserem Konsum- und Einkaufsverhalten können wir Einfluss nehmen auf die ökonomischen wie ökologischen Lebensbedingungen weltweit.

**Nicht zu stehlen bedeutet für die Yoga-Übungen:**
- nicht über seine Möglichkeiten hinaus zu gehen, sich selbst gemäß zu praktizieren und sich keine Energie zu stehlen, sondern darauf achten, durch die Yogapraxis gestärkt zu werden.
- Körperhaltungen so auszuführen, dass sie nicht überanstrengen, sondern Kraft und Ruhe spenden.
- keine Erwartungshaltung aufzubauen, was das Ergebnis der Übungspraxis angeht, d.h. keine bestimmten Ergebnisse (Früchte) begehren.
- Entspannungsphasen einbauen, die mit positiven Affirmationen und wohltuender Ruhe, Wohlbefinden schenken.

## Reiner Lebenswandel -
## brahmacaryapratisthyam viryalabhah (PYS, II, 38)

„Durch Mäßigung wird ein Mensch die gesamte Kraft und Vitalität, die in ihm ruht, erfahren."

Ziel ist es hier, in seinem Denken und Handeln unabhängiger zu werden von äußeren Bedingungen und sich aus Verstrickungen zu lösen, die durch Meinungen, Ansprüche oder Reaktionen anderer oder durch eigene innere Muster entstehen. Reiner Lebenswandel bedeutete ursprünglich Keuschheit und sexuelle Enthaltsamkeit und bezog sich vor allem auf das Leben der Mönche. Heute wird es meistens verstanden als bewusster und respektvoller Umgang mit der eigenen Sexualität, um so anderen und sich selbst nicht zu schaden und die eigene Lebenskraft zu erhalten. Allgemein bezieht sich ein Lebenswandel im rechten Maß darauf, die eigene Lebensenergie nicht zu schwächen, sondern achtsam und angemessen mit den eigenen Kräften umzugehen und nicht ausbeuterisch zu handeln.

In unserem Alltag gehen wir oft über unsere Grenzen. Stress-Erscheinungen oder seelische Zusammenbrüche zeigen, dass viele Menschen sich überfordern und das rechte Maß zwischen Anstrengung und Entspannung verloren haben. Leistungs- und Machtstreben, Angst vor dem Verlust von Anerkennung oder Begierden nach materiellem Luxus treiben uns an. Immer mehr zu wollen, sich hohen Ansprüchen auszuliefern und sich in Geschäftigkeit zu verlieren führen letztlich zu einem Verlust von Vitalität, Zufriedenheit und innerer Ausgewogenheit. Nicht zufällig sind Burn-out-Syndrome und Depressionen zunehmende Erscheinungen unserer heutigen Zeit. Es gilt, sich wieder darauf zu besinnen, was wirkliche Zufriedenheit ausmacht und seine Zeit und seine Ziele so einzuteilen, dass Raum und Kraft bleiben für die Dinge der Zwischenmenschlichkeit und inneren Freude. Entschleunigung und Innehalten sind dabei die Schlüsselworte auf dem Weg des rechten Maßes.

**Reinheit in der Yoga-Praxis zu erreichen heißt:**
- in einer inneren Haltung zu üben, die einem selbst dienlich ist, um des eigenen Wachstums Willen.
- im Geist unabhängiger zu werden von äußeren Faktoren, sich lösen von Bewertungen seiner Praxis und seiner Fähigkeiten, d.h. nicht besser, beweglicher, ausgeglichener sein wollen, sondern sich an dem freuen, was im Moment möglich ist.
- sich um persönliche Entwicklung zu bemühen, durch regelmäßiges und beharrliches Üben, jedoch ohne übersteigertes Leistungsstreben.

## Nicht-Besitzergreifen - aparigrahasthairye janmakathamtasmbodhah (PYS, II, 39)

„Jemand, der sich auf das beschränken kann, was er braucht und was ihm zusteht, fühlt sich sicher. Ein solcher Mensch findet zu jeder Zeit zum Nachdenken, und er wird ein vollkommenes Verständnis von sich selbst gewinnen."

Aparigraha hat die Bedeutung von Nicht-Besitzergreifen sowohl im materiellen wie im geistigen Sinne. Es beinhaltet das Aufgeben von Habgier, Gewinnsucht, Besitzstreben oder anderen Begierden. Dieses Nicht-Besitzergreifen heißt, seine Zufriedenheit nicht an materielle Güter zu binden. Fülle findet sich im eigenen Innern, durch die Verbindung zum göttlichen Selbst sowie in der liebevollen Gemeinschaft mit anderen Menschen.

In unserer heutigen Zeit greifen die Habgier und das Ansammeln von materiellen Gütern mehr und mehr um sich. Wir horten Geld, unsere Gedanken kreisen um die bestmöglichen Anlageformen, wir streben nach Ansehen durch Status und Konsumgüter. Die Wirtschaft wird ausschließlich an ihrem Wachstum gemessen, immer neue Märkte müssen erschlossen und immer höhere Gewinne erzielt werden. Zu welchem Ausmaß Gier und Zügellosigkeit führen können, hat die aktuelle Weltwirtschaftkrise uns warnend vor Augen geführt.

So sollte man für die notwendigen Grundlagen eines angenehmen Lebens sorgen, aber alles Überflüssige, wie zum Beispiel Statussymbole oder übermäßige Anschaffungen vermeiden und sich befreien von Machtstreben, Konkurrenz oder Statusdenken. Indem man weniger nach materiellen und äußeren Sicherheiten sucht und stattdessen nach innerer Stabilität strebt, gelingt es, sich aus diesem Kreislauf zu befreien. Die Praxis und Disziplin des Yogas kann uns dabei unterstützen.

**Nicht-Besitzergreifen umzusetzen im Yoga gelingt:**
- indem man sich durch ein konzentriertes Praktizieren zunehmend verbunden fühlt mit dem unvergänglich Geistigen und so materielle, physische und emotionale Veränderungen akzeptieren lernt.
- durch eine kontinuierliche Praxis verankert sich der Geist zunehmend in der inneren Stabilität und lernt (vermeintliche) Sicherheiten im Außen loszulassen.

## 2. Stufe: Es folgen die Regeln für individuelles Verhalten und innere Haltungen, die niyamas:

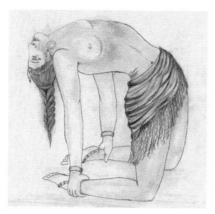

Während die yamas, unser Verhalten nach außen, eine gewisse Allgemeingültigkeit für das Leben in der Gemeinschaft besitzen, beschreiben die niyamas, die inneren Motive, aus denen heraus jeder einzelne handelt. Sie sind als Empfehlungen für den Einzelnen und für jene gedacht, die sich intensiver dem Yoga, als geistigem und spirituellem Weg, widmen wollen.

Das Kamel

**Niyamas, unsere inneren Einstellungen**
- Reinheit (sauca)
- innere Ruhe (samtosa)
- Askese (tapas)
- Studium/Erkenntnis (svadhyaya)
- Hingabe an Gott (isvarapranidhana)

Diese Empfehlungen beziehen sich auf Eigenschaften der Persönlichkeit, die es zu entwickeln gilt. Ihnen liegt das Verständnis zugrunde, dass unsere äußeren Handlungen eine Widerspiegelung unserer inneren Haltungen sind. Dabei werden die letzten drei von Patanjali unter dem Begriff des kriya-Yoga zusammengefasst. Kriya bedeutet zum einen Reinigung, zum anderen die Tat. Taten, die wir im täglichen Leben ausführen, sollten in diesem Sinne in einem gereinigten Geist bzw. in der den Geist läuternden Haltungen – der Askese, Erkenntnis und Hingabe an das Göttliche – ausgeführt werden.

## Reinheit von Körper und Geist – saucatsvangajugupsa parairasamsargah (PYS, II, 40)

„In dem Maße, in dem sich Reinheit in uns entwickelt, werden wir übermäßige Sorge um die vergänglichen Aspekte unseres Körpers aufgeben und einen angemessenen Umgang im Kontakt mit anderen Menschen finden."

Unter Reinheit von Körper und Geist fällt das Vermeiden von schädlichen und zerstörerischen Einflüssen wie Giften, Drogen, negativen Gedanken und Gefühlen. Sauca bedeutet nicht nur den Körper gesund zu halten, sondern auch den Geist frei zu halten von Verschmutzungen. Diese geistigen Verschmutzungen entstehen durch destruktives, angstbesetztes Denken und Handeln. Deshalb ist es wichtig, negativ besetzte Muster oder gespeicherte Haltungen, die wir mit uns herumtragen, zu wandeln und diese nach und nach durch Konstruktive zu ersetzen.

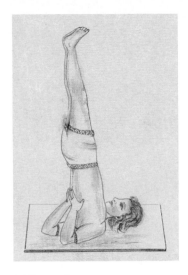

Schulterstand

Oft wiederholte Gedanken, dies belegt auch die Gehirnforschung, prägen die Strukturen unseres Gehirns. Mit dem, wie wir täglich denken und handeln, hinterlassen wir Spuren in unserer Gehirntätigkeit. Das menschliche Gehirn baut sich um und erneuert sich immer wieder, je nachdem, wie wir es benutzen. Wir trainieren unser Gehirn absichtlich oder unabsichtlich mit allem, was wir tun. Dies sollten wir beachten und nutzen. Wer dazu neigt, Schlimmes zu befürchten oder eher zu klagen über das, was fehlt, als sich an dem zu freuen, was da ist, prägt auf diese Weise seine Denkstrukturen und mindert das eigene Energiepotential. Befürchtungen oder der Blick auf Negatives rauben nicht nur uns selbst, sondern auch den Menschen in unserer Umgebung viel Lebenskraft und schaffen eine Atmosphäre der mentalen Verschmutzung, die sich in den Ebenen des Körpers, der Gefühle und des Geistes niederschlägt.

Psychosomatische Erkrankungen sind das beste Beispiel dafür. Diese machen deutlich, wie wichtig es ist, auf die Warnsignale unseres Körpers zu hören. Jede Erkrankung des Körpers ist auch eine Spiegelung für die Blockaden und Erkrankungen unseres Geistes. Je länger wir krankhafte Gedanken oder Vorstellungen in uns tragen, desto mehr verfestigen sich diese auf der physischen Ebene. Jeder von uns besitzt mindestens einen sensiblen Bereich des Körpers, der auf Stress oder emotionale Anspannungen reagiert. Seien es Kopfschmerzen, Magenprobleme oder Herzrasen, die plötzlich auftreten. Übergehen wir diese Warnsignale des Körpers, so treten im Laufe der Zeit ernstere Erkrankungen auf, bis wir gezwungen werden, uns um die Reinigung und Wahrhaftigkeit in Geist und Körper zu kümmern. Vor diesem Hintergrund ist es sehr zu begrüßen, dass auch unsere westliche Medizin immer mehr die Zusammenhänge von Körper, Geist und Gefühlen anerkennt und in Behandlungstherapien einbezieht. Wir sind dazu angehalten, uns nicht nur regelmäßig um die Körperhygiene zu kümmern, sondern ebenso um die reinigende Pflege unserer Gedanken und Gefühle.

**Im Yoga lässt sich diese Reinigung verwirklichen**
- indem man gut für die Reinigung und Entschlackung des Körpers sorgt
- indem man die Ursachen und inneren Muster von destruktiven, verschmutzenden Gedanken und Empfindungen in der Meditation wahrnimmt und diese umwandelt
- indem man mit positiven Affirmationen Yoga und Meditation praktiziert

**Innere Ruhe und Zufriedenheit –**
**sattvasuddhisaumanasyaikagryendriya-**
**jayatmadarsanayogyatvanica, (PYS, II,41)**
„Ein Mensch mit einem reinen Geist ist nicht von falschen Wahrnehmungsmustern aus der Vergangenheit negativ beeinflusst und kann sich ohne Ablenkung durch die Sinne auf ein Objekt ausrichten. Außerdem ist solch ein Mensch fähig, über die tiefe Natur des individuellen Selbst, einschließlich der Quelle der Wahrnehmung, zu meditieren."

Eine Pflege von heiterer Zufriedenheit und innerer Ruhe führt zu einer positiven Grundstimmung und ist letztlich die Voraussetzung, um sich konzentrieren zu können. Ruhe und Zufriedenheit entstehen, wenn man das annehmen kann, was ist. Dies gelingt, wenn wir in der Lage sind, das sich ständig drehende Rad unserer Wünsche anzuhalten und es ähnlich wie die Bewegungen unserer Gedanken zur Ruhe kommen lassen. Patanjali definiert Yoga als das Zur-Ruhe-Kommen der Denkbewegung (yogas citta-vritti-nirodha), was in einem eigenen Kapitel noch näher beschrieben wird. Ebenso entsteht innere Zufriedenheit in der Kunst, sich aus dem Unruhe stiftenden Kreislauf von Begierden und Wünschen zu befreien.

Innere Zufriedenheit bedeutet, Verantwortung für sich selbst zu übernehmen und nicht zu hadern, mit dem was ist oder ständig auf Defizite oder Verluste zu schauen, sondern sich auf das Gute und Wesentliche auszurichten. Wenn wir mit etwas unzufrieden sind, müssen wir bei uns selbst beginnen, etwas zu verändern. Wir können nicht erwarten, dass andere Menschen oder Umstände sich in unserem Sinne ändern. Wirkliche Ruhe und Zufriedenheit finden wir letztlich nur in uns selbst.

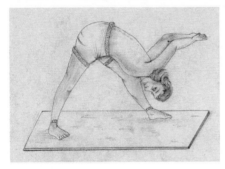

Das Dreieck (Variante)

Und manche durchstandene Krise hat uns im Nachhinein betrachtet oft das Geschenk eines inneren Wachstums beschert.

Jeder hat die Wahl, ob er seinen Geist auf das Nährende um sich herum ausrichtet oder ob er sich ständig über das Fehlende beklagt. Es ist immer beides vorhanden, sowohl Leidvolles, wie auch Schönes und Nährendes. Deshalb sollte man lernen, das eigene Denken und die innere Ausrichtung um zu schulen und sich dem zu wenden, was gut tut und Kraft gibt. Dies sind oft die kleinen Dinge des Alltags: das liebe Wort eines Freundes, ein Sonnenstrahl, ein leckeres Essen oder sich vor dem Spiegel einfach mal selbst zu umarmen und wert zu schätzen. Das Schöne um uns herum bewusst zu genießen heißt, nicht alles als selbstverständlich zu nehmen, sondern das Wunderbare im Alltäglichen zu entdecken. Dies schenkt uns innere Zufriedenheit, Freude und Kraft.

**Ruhe und Zufriedenheit in der Yogapraxis zu finden gelingt**
- in der Achtsamkeit auf den Atem, verbunden mit dem eigenen Rhythmus. Daraus entsteht eine friedvolle Ruhe, die egozentrische Bedürfnisse verschwinden lässt.
- in ruhigen fließenden Bewegungen, die zu einer inneren Ausgewogenheit führen
- in der Ausrichtung auf sich selbst. Im eigenen Innern erfährt man wirkliche Fülle und Stabilität und wird unabhängiger von äußeren Umständen.

## Tapas - Lösung von innerer Gebundenheit – samtosadanuttamah sukhalabhah (PYS, II, 42)

„Tiefe Zufriedenheit lässt grenzenloses Glück erfahren."

Askese und Selbstdisziplin sind wesentliche Aspekte auf dem Yogaweg. Tapas ist zunächst die äußere Askese, das heißt, ein Leben ohne Abhängigkeit von materiellen Gütern zu führen. Je mehr innere Fülle ein Mensch erfährt, umso weniger muss er im Außen konsumieren. In der Erkenntnis, dass alle äußeren Freuden, wie zum Beispiel Konsumgüter, Statussymbole oder Anerkennung durch andere vergänglich sind, entdeckt man durch das Üben von Yoga die innere Stärke und den unvergänglichen Halt, der sich auf die innere Kraft gründet. Je mehr man sich dieser inneren, unvergänglichen Kraft bewusst wird, desto unabhängiger wird man von äußeren Bedingungen und Sicherheiten. Diese Erkenntnis ermöglicht es dem Übenden mehr und mehr auf seine Kraft zu vertrauen und Stabilität nicht im Außen zu suchen.

Dies erfordert jedoch die Disziplin einer steten Selbstreflexion. Um sich aus der Abhängigkeit von äußeren Faktoren zu befreien und sich der Fülle und dem Glück im eigenen Innern anzuschließen, bedarf es immer wieder der bewussten Betrachtung und Überprüfung des eigenen Denkens und Handelns. Jeder kennt Situationen, in denen er sich müde, traurig oder kraftlos fühlt. Schnell entsteht dann der Wunsch nach Hilfe durch andere, die uns Kraft und Zufriedenheit geben sollen. Es ist wohltuend, um Menschen an seiner Seite zu wissen, die uns beistehen in schwierigen Situationen. Doch die Erfahrung zeigt uns auch, dass die Kraft, die wir durch andere bekommen schnell wieder vergeht. Dauerhaft ist nur, was aus unserem Innern an Selbstvertrauen, Selbstverantwortung und innerer Zufriedenheit erwächst.

> **Loslassen kann durch Yoga gefördert werden**
> ■ indem der Blick auf das Fließen des Atems hilft, vertrauensvoll geschehen lassen zu können und im Augenblick zu sein.
> ■ in der Konzentration nach innen. Aufgehoben in sich selbst, lösen sich Gefühle von Bedürftigkeit oder Mangel auf und äußere oder materielle Begierden verringern sich.

## Studium, Bewusstseinsschulung – svadhyayadistadevatasamprayogah (PYS, II,44)

„Durch intensives Studieren und Suchen nach Weisheit entwickelt sich eine Verbindung zu höheren Kräften. Dadurch entsteht in uns tiefes Verstehen selbst von äußerst komplexen Dingen."

Svadhyaya steht für Selbststudium, Selbsterforschung, Selbsterfahrung, Selbsterkenntnis und das Studium der heiligen Schriften. Es ist der Aspekt der Suche nach Erkenntnis über sich selbst und die kosmischen Zusammenhänge. Das Studium der Yoga-Schriften und philosophischen Texte ist ein wichtiger Bestandteil für die geistige Inspiration und Ausrichtung. Aber das kognitive Wissen allein reicht nicht aus, um zu Erkenntnissen und innerem Wachstum zu kommen. Der Yoga-Weg verbindet die mentale Inspiration und Reflexion mit der praktischen Umsetzung. Nur so kann die geistige Schulung zur inneren Erfahrung und zum gelebten Wissen werden.

> **Den Geist und das mentale Bewusstsein durch Yoga zu schulen heißt**
> ■ das Studieren von Yogaschriften und philosophischen Texten, um hier Denkanstöße zu erhalten.
> ■ die eigene Geisteshaltung zu prüfen und weiterzuentwickeln.
> ■ in der geistigen Auseinandersetzung ein immer tiefer schauendes Erkennen von Zusammenhängen zwischen der äußeren und der inneren Welt, wie auch über die Natur und die Essenz unseres - menschlichen wie göttlichen – Seins zu erleben.

## Hingabe an das Göttliche – samadhisidhirisvarapranidhanat (PYS, II,45)

„Durch die Verehrung Gottes wächst die Fähigkeit in uns, jedes gewählte Objekt in seiner Vollkommenheit zu erkennen."

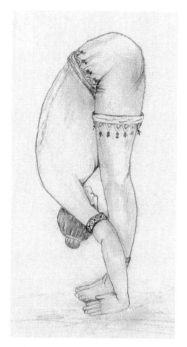

Vorbeuge aus dem Stand

Dieser letzte Aspekt der niyamas ist die Hingabe an das Göttliche (isvarapranidhana). Ohne Hingabe, als die grundlegende Haltung des Yogaübenden, ist kein wirklicher spiritueller Fortschritt möglich. Hier ist das Vertrauen in die universelle Kraft gemeint, in die wir eingebettet sind und die uns begleitet, nährt und durchdringt. Haben wir dieses Vertrauen in die göttliche Kraft erlangt, gelingt es uns viel besser, geschehen zu lassen, weniger zu planen und weniger nach äußeren Sicherheiten zu suchen. Wir können mit wachem und zuversichtlichem Geist mit dem mitgehen, was jetzt ist und das annehmen, was uns die jeweilige Situation beschert. In dem Gefühl des Eingebettet seins in die kosmischen Kräfte, fühlt sich der Einzelne nicht mehr isoliert, sondern empfindet sich als Bestandteil göttlicher Energie, die in ihm und durch alles wirkt.

Durchdringt diese Erkenntnis unser alltägliches Denken, werden wir das Leben viel freudiger und intensiver wahrnehmen. Die göttliche Kraft und das Wunder der Schöpfung in allem sehen zu können, bereichert das eigene Glücksempfinden ungemein. Wenn es uns möglich wird, das Göttliche in der Blume am Wegesrand oder im Lächeln eines Menschen, der uns zufällig begegnet, zu sehen, steigert dies unsere Lebensqualität und jeder Augenblick unseres Daseins wird zu einem Geschenk.

> **Diese Hingabe ist im Yoga zu erfahren**
> - in der Meditation. In der meditativen Stille verweilend, füllt sich das Innere mit dem Gefühl der Verbundenheit zum höheren Selbst, mit dem Gefühl des Eins seins. Daraus kann das Bewusstsein entstehen, den göttlichen Kern in allem zu sehen.

Neben den Regeln für unser Verhalten uns selbst (niyamas) und unserer Umgebung (yamas) gegenüber formulieren die Yoga-Sutras auch hilfreiche Hinweise für die Übungspraxis des Hatha-Yoga. So macht Patanjali konkrete Angaben zur Qualität von Körperhaltungen, zum Umgang mit dem Atem und zur Vorbereitung der Meditation.

> **Bereiche der äußeren Yoga-Praxis**
> - Körperhaltung (asana)
> - Atemregulierung (pranayama)
> - Rückzug der Sinne (pratyahara)

### 3. Stufe: Körperhaltung – sthirasukhamasanam (PYS, II, 46)

„Asana sollen gleichermaßen die Qualitäten Stabilität und Leichtigkeit haben."

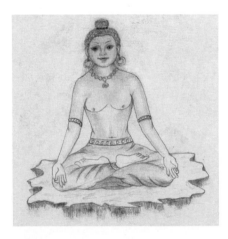
Sitzhaltung

Patanjali beschreibt in nur zwei kurzen Versen das Wesentliche über die Körperhaltung. Er bezieht sich dabei auf die Haltung des Sitzens und betont, dass die Beherrschung der rechten (Sitz-) Haltung (stabil und mühelos) die Voraussetzung für das Weiterschreiten auf dem Weg in immer subtilere Ebenen der Übung und Erfahrung ist. Die Bewusstseinsschulung und achtsame (Selbst-)Wahrnehmung beginnt also dabei, den eigenen Körper zu spüren und gut auszurichten. Im Yoga lernt der

Übende ein bewusstes Körpergefühl zu entwickeln und sich selbst über den Körper besser wahrzunehmen. Beurteilen zu können, ob die eigene Körperhaltung stabil und angenehm ist, setzt voraus, dass wir gelernt haben, den Körper und seine Verfassung zu spüren. Dies schult unser Unterscheidungsvermögen und unsere Urteilskraft auch für andere Situationen, andere Belange und Handlungsweisen. Über den achtsamen Umgang mit unserem Körper erlangen wir also die Fähigkeit, auch in anderen Zusammenhängen bewusst zu handeln und angemessene Entscheidungen fällen zu können.

**Die Grundqualität von asana (Körperhaltung) lässt sich umsetzen**
- indem man auf eine gute Körperhaltung achtet und in seiner Yoga-Praxis alle Haltungen in einer angemessenen und stabilen Weise ausführt.
- indem man asanas langsam und bedacht ausführt, kann man auf Details achten und schädliche Bewegungen vermeiden.
- indem man über die asana Praxis den Körper bewusst wahrnimmt, erfährt man, wie ein gutes Körpergefühl sich auswirkt auf die Geisteshaltung.
- indem man asanas verbunden mit dem eignen Atemrhythmus ausführt, entsteht eine harmonische Verbindung von Körper und Bewegung.

**4. Stufe: Umgang mit dem Atem –**
**tasminsatisvasaprasvasayorgativicchedah pranayama (PYS, II, 49)**
„Pranayama bedeutet das Unterbrechen unbewusster Atemmuster. Das ist erst dann möglich, wenn die Praxis von asana in einem gewissen Maße beherrscht wird."

Dieses Sutra behandelt die Bewusstwerdung und Regulation des Atems. Der Atem ist das Bindeglied zwischen Körper und Geist und Träger der Lebenskraft. Der Atem ist der Hauch des Lebens, den wir in der Regel unbewusst geschehen lassen, ohne ihm große Beachtung zu schenken. Der Atem jedoch ist eines unserer sensibelsten Instrumente, reagiert er doch auf feinste Veränderungen unserer körperlichen und seelischen Verfassung. Sind wir ruhig und ausgeglichen ist unser Atem tief und ruhig. Erleben wir Stress, erschrecken uns oder sind angestrengt, wird unser Atem flach und unruhig.

Die Wahrnehmung unseres Atems zeigt uns also Verstimmungen auf körperlicher und emotionaler Ebene. Im bewussten Umgang mit unserem Atem können wir diese Wechselwirkungen für uns nutzen, um zu mehr innerer Ausgewogenheit, Stabilität, Vitalität und Ruhe zu finden. Eine nähere Erläuterung hierzu findet sich in den Ausführungen zum pranayama im Theorieteil des Hatha-Yoga.

**Der Umgang mit dem Atem ist zentrales Element jeder Praxis**
- sei es durch gezielte Atem-Übungen oder das dynamische Üben der asanas im eigenen Atemrhythmus.
- durch die Atembeobachtung und seine Regulierung mit Techniken des pranayama verbessert sich die Qualität des Atems.
- in der Ausrichtung auf die vier Atemphasen von Einatem, Ausatem und den dazwischen liegenden Pausen in der Atemfülle und der Atemleere kann sich der Atemfluss vertiefen und verlangsamen. Dadurch werden Atemmuster ebenso wie Denkmuster verändert.

### 5. Stufe: Zurückziehen der Sinne – svavisaryasamprayoge cittasya svarupanukara ivendriyanam pratyaharah (PYS, II,54)

„Pratyahara geschieht, wenn der Geist in der Lage ist, seine gewählte Richtung beizubehalten und die Sinne sich nicht wie gewöhnlich mit den Objekten, die sie umgeben, verbinden. Im Zustand von pratyahara folgen die Sinne dem Geist in seiner Ausrichtung."

Bei diesem Aspekt der Übungspraxis kommt es darauf an, die Sinne auf ihren inneren Ursprung hin zu sammeln und sie nicht mehr zu den Objekten und Reizen der Außenwelt abwandern zu lassen. Es ist die Kunst des Rückzugs nach innen und die Fähigkeit, sich in der Konzentration zu sammeln. Der bewusste Rückzug der Sinne ist also ein Geisteszustand, in dem es uns möglich ist, uns von äußeren Reizen und unruhigen Gedankenvorgängen abzugrenzen. Sinne und Geist richten sich aus in der tiefen Ruhe des Selbst, unbeeindruckt von allen ablenkenden Einflüssen. Um dies zu erreichen, ist es hilfreich, den Geist auf ein Objekt auszurichten, das uns die Verbindung zur inneren Ruhe ermöglicht. Der Atem ist dafür ein wunderbares Hilfsmittel. Lenken wir unsere ganze Aufmerksamkeit auf den Atemfluss, auf den natürlichen Rhythmus des Ein- und Ausströmens, kommt das Denken zur Ruhe und innere Sammlung geschieht.

In unseren Städten wimmelt es mittlerweile von Sinnesreizen, aus jedem Kaufhaus tönt Musik, Handys klingeln an jeder Straßenecke, volle Rolltreppen und Stimmengewirr umgeben uns. Allein dies führt die Sinne in eine ständige Überreizung. Die innere Unruhe verstärkt sich noch, wenn wir selbst aufgeregt oder nervös sind. Gelingt es uns, in solchen Situationen still zu werden und für einige bewusste Atemzüge innezuhalten, werden wir erleben, wie mitten in der Wirrnis des Alltags innere Ruhe einkehrt. Ein paar tiefe, ruhige, bewusst ausgeführte Atemzüge können dieses Wunder bewirken!

### Der Rückzug der Sinne entsteht in der Yoga-Praxis
- durch eine konzentrierte asana Praxis. Eine bewusste Wahrnehmung des Körpers und des Energieflusses, richten die Sinne aus.
- in der meditativen Versenkung. Dort ist man fähig, ungestört von äußeren Einflüssen in der inneren Ruhe zu verweilen.
- durch die Konzentration auf den Atem. So kann man sich in Situationen des Alltags mit der inneren Stille verbinden und abschalten.
- beim Tönen von mantras und dem Lauschen auf den inneren Klang. Dabei lösen sich die Sinne von den äußeren Reizen.
- das Üben mit geschlossenen Augen unterstützt den Rückzug nach innen, die gewohnte Orientierung nach außen wird ersetzt durch eine Zentrierung in den eigenen Innenraum.

Nun folgen die drei letzten Glieder des Astanga-Weges, die zusammenfassend als innere Sammlung (samyama) bezeichnet werden. Sie bilden miteinander ein Ganzes und sind der innere Kern der vorangegangenen Aspekte. Auf dieser Ebene gibt es nichts mehr, was man willentlich tun kann. Alles entsteht vielmehr im Geschehen lassen.

### Samyama, Bereiche des inneren Zustands
- Sammlung (dharana)
- Loslassen/Meditation (dhyana)
- samadhi (Eins-Sein)

## 6. Stufe: Innere Sammlung – desabandhascittasya dharana (PYS, III, 1)

„Dharana ist die Fähigkeit, unseren Geist auf einen Gegenstand auszurichten."

Konzentration bedeutet, dass sich der Geist in gesammelter Aufmerksamkeit mit einem Betrachtungsgegenstand verbindet. Der Punkt, auf den sich die Wahrnehmung zentriert, kann ein inneres oder äußeres Objekt oder auch die Leere sein. Die Konzentration auf ein bewusst gewähltes Objekt kann zunächst helfen, die Fähigkeit der inneren Sammlung auszubilden. Wenn wir unsere Wahrnehmung ganz bewusst auf einen Gegenstand ausrichten und diese Konzentration stetig halten, werden wir erfahren, dass das unruhige Denken aufhört und das Bewusstsein nur noch mit dem gewählten Gegenstand erfüllt ist.

Betrachten wir zum Beispiel über längere Zeit eine brennende Kerze und halten unseren inneren Focus darauf gerichtet, verschwinden alle Gedanken und wir sind nur noch erfüllt von dem Bild der Kerze. Ist uns diese Technik der inneren Sammlung auf ein Objekt vertraut, können wir den nächsten Schritt wagen. Im weitergehenden Schritt konzentrieren wir uns auf den leeren Raum, den Raum ohne jeden Gegenstand, um dann in dieser Leere zu verweilen. Es ist dies die Leere zwischen unseren Gedankengängen, die Leere und Stille zwischen unseren Atemzügen, auf die wir uns konzentrieren, um dann zunehmend darin zu verweilen.

> **Diese Konzentration ist in der Yoga-Praxis zu erreichen**
> - mit der Meditation. Hier kann man verschiedene Techniken erlernen, um den Geist auszurichten (Konzentration auf ein Objekt, Klang, Licht, Atem).
> - mit Hilfe der verschiedenen Techniken des pranayama, durch eine konzentrierte asanas Praxis oder in dem Rezitieren von mantras.
> - indem man den Focus bewusst nach innen gerichtet hält. Objekte der materiellen Welt werden noch wahrgenommen, aber der Geist verbindet sich nicht mehr damit, sondern die äußeren (Sinnes-)Eindrücke ziehen vorüber und der Blick bleibt in den stillen Innenraum gerichtet.

## 7. Stufe: Meditation –
## tatra pratyayaikatanata dhyanam (PYS, III, 2)

„Im Zustand von dhyanam sind alle Aktivitäten unseres Geistes in einem ununterbrochenen Fluß nur auf dieses eine Objekt hin ausgerichtet."

Meditation heißt, einen steten Strom von konzentrierter Aufmerksamkeit aufrecht zu erhalten. Die Grundformel der Meditation heißt Achtsamkeit und innere Ausrichtung. Eine nähere Beschreibung findet sich hierzu auch in dem Kapitel über Meditation und in den Erläuterungen zu konkreten Meditationstechniken. Entscheidend ist allerdings, dass die Meditationshaltung nicht nur für eine isolierte Übungszeit erprobt wird. Es gilt, diese Haltung der inneren Sammlung auch in unserem Alltag aufzunehmen und im Geiste der Achtsamkeit zu handeln. So können die einfachsten Tätigkeiten des Alltags zur Meditationspraxis werden. Indem wir bewusst Gehen, Wäsche bügeln, Essen kochen oder unsere Büroarbeit verrichten, können wir unseren Geist zentrieren in der Ausrichtung auf den gegenwärtigen Moment. Alles kann zu einer Haltung der konzentrierten Achtsamkeit im Jetzt werden. Dies lässt uns das Leben intensiver spüren und in all seiner Fülle erleben. Die innere Zentrierung lässt zudem Gelassenheit entstehen, wir schaffen einen inneren Abstand zum äußeren Geschehen und lassen uns damit von äußeren Reizen nicht mehr so schnell aus der Ruhe bringen.

### Meditation im Kontext des Yoga
- Meditation ist ein Zustand, in dem der Körper bewegungslos verweilt und der Geist ausgerichtet und durchlässig ist.
- Meditation ist die Lenkung des Geistes, indem man ihn ausrichtet auf einen bestimmten Focus. Die Denkbewegung kommt zur Ruhe, indem sie verschmilzt mit dem Objekt der Konzentration.
- Meditation bietet Raum, um bewusst Innenschau zu halten, über Gefühle, Motive, Handlungsweisen, um diese dann loszulassen.
- Meditation ist das Verweilen in der Stille und Leere tief im Innern, hier liegt eine von allen äußeren Erscheinungen unberührte Weite, in der man sich verbunden fühlt mit sich selbst und allem anderen.

## 8. Stufe: Zustand der Leere und Vereinigung – tadevarthamatranirbhasam svarupasunyamiva samadhih (PYS, III, 3)

„Entwickelt sich der Prozeß in dieser Weise weiter, dann ist ein Mensch so sehr mit einem Objekt verbunden, dass nur noch dieses Objekt in ihm aufleuchtet. In diesem Zustand erscheint es, als ob der Mensch das Empfinden für seine eigene Person verloren hat. Das ist samadhi, die vollständige Vereinigung mit dem, was verstanden werden soll."

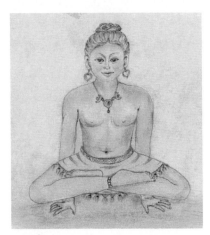

Die Schaukel

Samadhi ist ein innerer Zustand, der sich jeder äußeren Beschreibung entzieht und sich dem Praktizierenden nur durch die eigene Erfahrung erschließt. Er ist verbunden mit einem Gefühl von innerem Frieden, Glückseligkeit und dem Empfinden von „einfach nur Sein", einem Eins-Sein mit allem, was uns umgibt und was uns erfüllt. Verweilend in dieser Leere und Stille zwischen allen äußeren und inneren Vorgängen wird es möglich, bedingungslose Fülle zu erleben.

**Der Zustand von samadhi kann erfahren werden in**
- der meditativen Versenkung, die eine Verbindung schafft mit dem höheren Selbst im Innern.
- der meditativen Ruhe. Hier erlebt man eine Verbindung zur Tiefe des universellen Seins und zur inneren Leere in der Fülle.

Zusammenfassend lässt sich sagen, dass der **achtstufige Yoga-Pfad** des Patanjali eine Empfehlung ist, für ein ethisches Verhalten, das ein gemeinschaftliches Zusammenleben in einer menschlichen Gesellschaft ermöglicht, ohne dass Leid entsteht. Auch unsere westliche Kultur ist von solch ethischen Grundsätzen geprägt, die sich auf die zehn Gebote des Christentums gründen, deren Grundsätze sich bis in das Grundgesetz unserer Demokratie fortsetzen.

So lassen sich erstaunliche Parallelen zwischen den Yoga-Sutras, den zehn Geboten und den humanistischen Festlegungen des Grundgesetzes unserer demokratischen Gesellschaft feststellen.

Die **Übungspraxis** des Yoga ermöglicht jedem Übenden, zunächst in einem geschützten Raum neue Einstellungen und Erfahrungen zu sammeln. Die Übungen aus der Körper- und Meditationspraxis, eine bewusste Wahrnehmung sowie das Studieren der Schriften und das Reflektieren über tiefer gehende Zusammenhänge wirken sich aus auf unsere innere Haltung. Die daraus neu entstehenden Denk- und Verhaltensstrukturen gilt es dann in weiteren Schritten in das alltägliche Denken und Handeln zu integrieren.

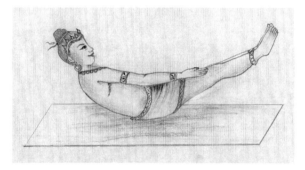

Das Boot

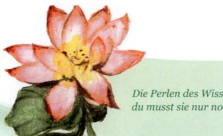

*Die Perlen des Wissens sind bereits dein Eigen,
du musst sie nur noch zu einer Kette aufreihen.*
Ken Wilber

# Die Verbindung von Yoga-Philosophie und Yoga-Praxis

Die Yoga-Philosophie bietet zahlreiche Möglichkeiten, um die eigene Körper-Praxis mit philosophischen Gedanken zu verbinden. Yoga ist ein Weg der Erfahrung, darum ist es wichtig, die philosophischen Inhalte und die theoretischen Grundlagen für eine **bewusste Lebensführung** mit einer Übungs-Praxis zu verbinden. Ein Gedanke oder ein inspirierender Text kann tiefere Einsichten hinterlassen, wenn man ihn mit einer eigenen Empfindung oder einer Erfahrung verbindet.

Hier einige Beispiele, wie die körperbezogene Praxis der asanas sich mit geistigen Impulsen verknüpfen lässt. Die **positiven Gedanken** helfen uns, im Alltag bei Zerstreuung oder Niedergeschlagenheit, einen wohltuenden Impuls zu erfahren. Ein Zitat, ein schöner Gedanke lässt im Gemüt eine freudige Stimmung entstehen und gibt dem Handeln und Denken eine konstruktive Ausrichtung.

**Einige Vorschläge dazu, wie dies gelingen kann:**
- Die Bhagavadgita kann als Leitfaden dienen, indem man Zitate daraus liest und Körperhaltungen wählt, die in ihrer Qualität den mentalen Aspekt des Textes auch auf körperlicher Ebene erfahrbar macht, z.B. für die Fähigkeiten des Kriegers Arjuna kann man das asana des Helden wählen und dessen Kraft spüren.

- Verse aus der Hatha Yoga Pradipika zu Körperhaltungen oder Atem-Techniken können in der Praxis mit dem jeweiligen asanas bzw. pranayama geübt werden, um so deren Wirkungen direkt zu erfahren.
- Einzelne Elemente des Achtstufigen Pfades von Patanjali können als Leitthema für eine Übungsreihe dienen. Themen werden ausgesucht und eine dazu passende Haltung geübt. Z.B. eignen sich für die Gewaltlosigkeit (ahimsa), alle Haltungen der Hingabe und solche, die den Herzraum öffnen, wie die Cobra.
- Definitionen des Begriffes Yoga werden ausgewählt. Eine dementsprechende Praxis vertieft dieses Verständnis. So kann man als Einstimmung auf die Meditation, also auf die Versenkung nach innen, die Schildkröte (kurmasana) wählen und in dieser Haltung bereits eine vorbereitende Verinnerlichung für die Meditation erfahren.
- Zitate aus philosophischen Texten oder Gedichte können zu Beginn oder am Ende der Yogapraxis gelesen werden. Dies gibt eine geistige Ausrichtung für das Üben und einen mentalen Impuls, den man in den Alltag mitnehmen kann.

Wir sollten viel häufiger ein Buch mit hilfreichen Gedanken aufschlagen und ein paar Zeilen darin lesen und so unseren Geist und unser Herz erfreuen! Schöne Gedanken sind wie frisches Wasser, welches wir auf die Wurzeln unserer Seele gießen, um die schönsten Blüten in uns zu wässern.

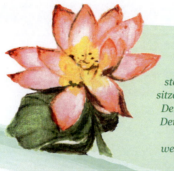

*Ein Mann wurde einmal gefragt, warum er trotz seiner vielen Beschäftigungen immer so glücklich sei. Er sagte: Wenn ich stehe, dann stehe ich wenn ich gehe, dann gehe ich wenn ich sitze, dann sitze ich wenn ich liebe, dann liebe ich. Der andere warf ein: Aber das tun wir doch alle. Der Mann sagte: Nein, wenn ihr sitzt, dann steht ihr schon wenn ihr steht, dann lauft ihr schon wenn ihr lauft seid ihr gedanklich schon am Ziel.*
*Spruch aus dem Zen*

# Das Zur-Ruhe-Kommen der Denkbewegung

Das Sutra yogas citta-vrtti-nirodhah von Patanjali ist eine der zentralsten Aussagen im Hinblick auf die Definition von Yoga. In seiner Übersetzung bedeutet es: „Yoga ist (also) jener innere Zustand, in dem die seelisch-geistigen Vorgänge zur Ruhe kommen."[5] Die einzelnen Sanskritworte lassen sich hier folgendermaßen übersetzen: citta ist der Geist, vrtti sind die Bewegungen und nirodhah das zur Ruhe kommen.

Die tiefere Bedeutung dieses Sutras meint, sich nicht von der Unruhe des Geistes gefangen nehmen zu lassen. Die Denkbewegungen werden sich verlangsamen, wenn wir nicht ständig meinen, etwas entscheiden, wählen oder uns Vorstellungen von diesem und jenem machen zu müssen. Die Erscheinungsformen, welche citta, also unser Bewusstsein einnehmen kann, sind vielfältig. Es sind die Tätigkeiten des Geistes in Form von Erinnerungen, im Aufnehmen und Interpretieren von Informationen, im Verarbeiten von seelischen und geistigen Eindrücken und Empfindungen. All dies führt uns in eine innere Unruhe und in falsche Anhaftungen an äußere Bedingungen, Erlebnisse und unklare Empfindungen.[6]

Um den Geist in die Ruhe zu bringen, bedarf es der Erkenntnis über unsere inneren Vorgänge und des Verstehens ihrer Ursachen. Nur so können wir Abstand zu den uns innerlich aufwühlenden Ereignissen finden.

---

[5] Bäumer, Bettina (Hrsg.): Die Wurzeln des Yoga. Barht Verlag, 1999, S.21
[6] vgl.: Sriram, R.: Patanjali Yogasutra Arbeitsbuch, Selbstverlag, 2003 S. 18 -20

## Aber wie gelingt uns das?

Viele Menschen finden in der Geschäftigkeit ihres Alltags keine Zeit, um sich Ruhepausen zu gönnen. Und doch ist es möglich, jederzeit Nischen zu finden, um Geist und Gemüt zur Ruhe zu führen, die Brücke dorthin ist die **Achtsamkeit**.

Wenn es uns gelingt, unseren **Geist umzuschulen** und die vielen Tätigkeiten des Alltags bewusst und achtsam zu verrichten, führt uns dies bereits in eine wohltuende Zentrierung und innere Ausgewogenheit, ohne dass wir uns dafür zusätzlich Zeit einräumen müssen. So sollten wir vermeiden, viele Dinge gleichzeitig zu erledigen. Es ist ein Trugschluss zu glauben, dass es mehr Zeit benötigt, wenn wir unsere Aufgaben eine nach der anderen verrichten, im Gegenteil. Oft sind wir in der Zerstreuung auf viele Aufgaben fahrig, gestresst oder unkonzentriert und erleben viele Reibungsverluste. Es ist hilfreich, das gewohnte Tempo zu verlangsamen und zwischendurch einfach mal für ein paar Atemzüge bewusst ein- und auszuatmen und innezuhalten für einen erfrischenden Augenblick.

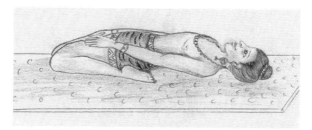

Rückenlage

In dem Moment, in dem wir beginnen, auch die gewöhnlichsten Dinge achtsam zu tun, bringen wir mehr Ruhe, mehr Qualität und Freude in unser Leben. Wir können achtsames Gehen, Essen, Trinken praktizieren und die Berührungen unserer Füße mit der Erde spüren, den Geschmack der Lebensmittel genießen, die Wärme eines frischen Tees wahrnehmen oder beim Hände waschen die Kühle des frischen Wassers spüren. Alles Dinge, die wir in der Regel nebenbei und unbewusst vollziehen und uns die Chance entgehen lassen, die Wunder des Alltäglichen zu erleben und in der inneren Zentrierung und in der Freude am Da-Sein unser Leben zu genießen. Um das Bewusstsein der Achtsamkeit zu stärken, kann man in der Yoga-Praxis verschiedene Möglichkeiten kennen lernen, die sich während der Yoga-Übungen, aber auch in der alltäglichen Lebensführung umsetzen lassen.

**Achtsamkeit durch Yoga zu schulen heißt:**
- sich in ruhiger Konzentration auf asanas und Atemlenkungen auszurichten.
- zwischen Übungsreihen innezuhalten und die Wirkungen, Gedanken und Empfindungen beobachten, annehmen und ziehen lassen.
- am Ende jeder asana-Praxis einige Minuten in der Ruhe verweilen, um nachzuspüren und einfach nur wahrzunehmen. Diese Haltung eines Beobachters dann auch in Alltagssituationen übertragen.
- über Meditation oder Atembeobachtung Gleichmut herzustellen und in der inneren Ruhe nicht mehr in das Wollen und Machen gehen, sondern Geschehen lassen praktizieren. So wird es möglich, auf Situationen, die das Innere in Unruhe versetzen, mit Ruhe und Abstand zu reagieren.
- in der Ausführung der asanas das eigene Tun und Denken entschleunigen, d.h. im eigenen (Atem-)Rhythmus zu üben und sein eigenes Tempo finden.
- auch im Alltagsrhythmus darauf zu achten, sich auf eine Sache zu konzentrieren und Reizüberflutungen zu vermeiden.

Über die Yoga-Praxis kann man lernen, im Innehalten, in der Wachheit des Geistes, im inneren Vertrauen und in der bewussten Wahrnehmung bei sich selbst zu bleiben und sich von äußeren Umständen unabhängiger zu machen. Diese Erfahrungen können wir aus der Yoga-Praxis mitnehmen, um unseren **Alltag achtsamer und entspannter** zu gestalten.

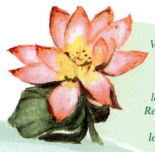

*Von der Sonne lernen, zu wärmen von den Wolken lernen, leicht zu schweben vom Wind lernen, Anstöße zu geben von den Vögeln lernen, Höhe zu gewinnen von den Bäumen lernen, standhaft zu sein von den Büschen im Frühling Erneuerung lernen von den Blättern im Herbst das Fallen lassen lernen vom Regen lernen, sich zu verströmen von der Erde lernen, mütterlich zu sein vom Mond lernen, sich zu verändern von der Sternen lernen einer von vielen zu sein von den Jahreszeiten lernen, dass das Leben immer wieder von Neuem beginnt.*

Ute Latendorf

# Hindernisse auf dem inneren Weg der Befreiung

Auf dem Weg der Befreiung aus emotionalen und geistigen Abhängigkeiten gibt es für jeden Menschen Hindernisse, die er zu verstehen und zu meistern hat. In diesem Zusammenhang wird in den Yoga-Schriften das Verständnis von dukha, dem Unbewussten, Dunklen, Schweren und von den **klesas**, den Leid bringenden Hindernissen, erläutert.

**Dukha**, das Dunkle und Unbewusste, entsteht durch die Täuschung des Geistes und durch seine Gebundenheit an unsere Handlungen und Empfindungen. Die Hauptursachen des Leidens, die dieses Dunkle hervorbringen, beschreibt Patanjali in seinen Yoga-Sutras mit den klesas, jenen zentralen Faktoren, die Hindernisse und Leidvolles in unser Leben bringen.

**Die fünf zentralen Leid bringenden Hindernisse (klesas) sind:**
- Ich-Bezogenheit und egozentrisches Verhalten (asmita)
- Begierden und blinde Zuneigung (raga)
- Abneigung und Vorurteile (dvesa)
- Ängste und Anhaftungen (abhinivesa)
- Unbewusstheit und Sinnes-Täuschungen (avidya)

Durch ein egozentrisches Verhalten entstehen Begierden sowie Urteile über sich und andere. In seiner **Ich-Bezogenheit** strebt der Mensch nach Anerkennung durch andere und sein Selbstwertgefühl und sein Selbstvertrauen hängen ab von den Reaktionen seiner Außenwelt. Aus dieser Abhängigkeit von äußeren Bedingungen, von Geltungsdrang und von zwischen-menschlichen Beziehungen entsteht die **Angst** vor Verlust und ein sich Klammern an Erwartungen und Umstände. Werden die Erwartungen und Vorstellungen, die sich ein Mensch macht, nicht erfüllt, wird seine **Gier** nach Bestätigung und Befriedigung umso größer. Dies kann sogar in **Hass** umschlagen gegen alles, was ihn nicht bestätigt oder wohlwollend unterstützt. Dies lässt den Betroffenen leiden und führt ebenfalls zu einem Leiden bei seinen Mitmenschen.

Die Hauptursache, auf die sich all diese Leidensbringer gründen, ist die **Unbewusstheit**. Hierin sieht Patanjali die Wurzel allen Übels. Durch Unbewusstheit lässt sich der Mensch verblenden und verstricken, so dass er gefangen bleibt in dem Kreislauf seiner Begierden, Ängste und Emotionen.

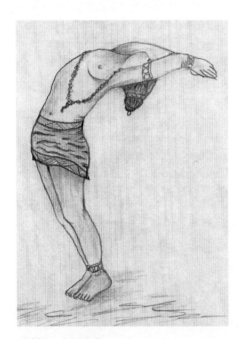

Rückbeuge im Stand

In der Regel definiert sich der Mensch über das, was er tut, was er besitzt, was er glaubt und was er fühlt. Dies berührt jedoch nur die Oberfläche unseres Daseins. Der erste Schritt sich aus diesen, uns Leid bringenden **Identifizierungen** zu lösen ist, zu erkennen, dass alle Bewegungen unseres Geistes lediglich an der Oberfläche unseres Seins stattfinden und nicht unser wahres Wesen ausmachen. Sie alle sind flüchtig in ihren Erscheinungen. Äußere Bedingungen wechseln ständig, Gegebenheiten verändern sich, Menschen kommen und gehen ebenso wie unsere Bedürfnisse, Wünsche und Vorstellungen sich im Laufe des Lebens verändern. Die Haupttäuschung besteht darin, dass wir glauben, Leiden sei durch äußere Handlungen oder bessere Bedingungen zu vermeiden und wir versuchen, jede Form von Vergänglichkeit oder Veränderung aufzuhalten. Leiden von uns fern zu halten ist das Hauptmotiv unseres Verhaltens. Alles, was wir tun, dient dem Zweck, Leiden zu vermeiden. Die Überwindung der Leidensbringer gelingt uns aber nur, wenn wir die Täuschungen und Einbildungen unseres Geistes erkennen. Und wenn wir die **Vergänglichkeit** von materiellen, physischen und emotionalen Erscheinungen akzeptieren und uns stattdessen an die **Beständigkeit** des eigenen Selbst anschließen.

Die bewusste Enttarnung unserer geistigen Täuschungen bezieht sich dabei im Wesentlichen auf die Wandlung folgender Gegensatzpaare, die unser Denken und Handeln bestimmen:
- Die Vorstellung von Zeit und Raum zu überführen in die Gewissheit der Ewigkeit und des Formlosen.
- Von den vertrauten Begierden nach äußerem Glück hin zu innerer Glückseligkeit zu streben.
- Von der Gebundenheit des Geistes an Wünsche oder Vorstellungen zu einer Haltung des Loslassen ohne Anhaftung zu kommen.
- von der Vorstellung eines Egos hin zum höheren Selbst zu gelangen.

Dieser Wandel gelingt durch die **Umkehr der Ausrichtung** von der äußeren Welt hin zur Ausrichtung auf die innere Welt. Mit dem Weg nach innen verschwindet das Leidvolle und Dunkle und führt den Suchenden in das Licht der Bewustheit und zum Kern seines glückseligen und beständigen Selbst. Dieses Glück ist etwas, das jedem Menschen innewohnt unabhängig von äußeren Bedingungen.

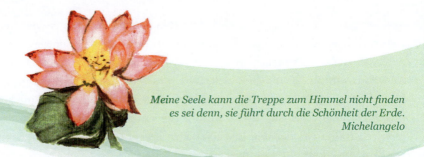

*Meine Seele kann die Treppe zum Himmel nicht finden
es sei denn, sie führt durch die Schönheit der Erde.
Michelangelo*

# Inneres Wachstum auf dem Yoga-Weg

Yoga ist ein Weg der inneren Befreiung aus dem Dunklen und Unbewussten, in der der Geist aus seiner Gebundenheit an die materielle Welt und deren Erscheinungen erlöst wird. Der zentrale Aspekt dieses Befreiungsprozesses ist das Denken und die Macht unserer verhafteten Gedanken. Unsere an Gefühle, Erfahrungen und Situationen gebundene Gedanken versetzen den Geist in Unruhe und halten ihn gefangen. Um in der Befreiung hieraus unser wahres Selbst zu erreichen, das von allen äußeren Umständen unberührt und rein bleibt, müssen wir diese Verstrickungen und Abhängigkeiten von unseren Gedanken und Gefühlen lösen. Nur so lassen sich die Leid bringenden Hindernisse (klesas) überwinden.

Was heißt also **Befreiung** in Bezug auf Yoga?
Durch eine stete Yoga-Praxis werden wir befreit:

- von den unsteten **Denkbewegungen** des Geistes durch das Erlernen von yogas citta-vrtti-nirodha. Es wird möglich, seine Sinne zurückzuziehen sowie sich bei Reizüberflutungen gut zu zentrieren und seinen inneren Focus gezielter auszurichten.

- von **Wut und Aggression**, ausgelöst durch vergangene Erfahrungen und Begierden, die durch das Lernen von Gewaltlosigkeit (ahimsa) und bhakti yoga (Hingabe) gewandelt werden. Bei Konflikten oder in schwierigen Situationen gelingt es zunehmend, sich nicht mehr so sehr verstricken zu lassen, sondern bedachter (statt aufgewühlt) zu reagieren und erst einmal einen inneren und zeitlichen Abstand entstehen zu lassen, bevor man handelt. In Streitsituationen hilft es, einige Male bewusst ein- und aus zu atmen, bevor man das Gespräch fortsetzt.

- von **Anhaftung** an äußere Umstände, Bedürfnisse und Empfindungen (klesas), die durch Reflexion (dhyana) und läuternde Verhaltensweisen (kriya-yoga) gelöst werden. Durch eine bewusste Reflexion im Umgang mit den alltäglichen Anforderungen und mit unseren jeweiligen Empfindungen kann es gelingen, sich immer mehr von diesen Anhaftungen zu lösen. Wenn wir zum Beispiel erkennen, dass wir beruflich oder privat bestimmte Rollen erfüllen, können wir uns entscheiden, inwieweit wir die an uns herangetragenen Verpflichtungen erfüllen wollen und wo wir eine Grenze setzen. Wir identifizieren uns nicht mit unseren Aufgaben, lassen uns nicht von ihnen bestimmen, sondern bestimmen über sie.

- von der **Unbewusstheit**, denn die Yoga-Praxis läßt die Fähigkeit zur Wahrnehmung und Unterscheidung von förderlichen und hinderlichen Einflüssen wachsen. Dies bringt mit sich, seinen Alltag mit all seinen Aufgaben (privat, sozial und beruflich) bewusster zu erleben und sich eigenverantwortlicher zu dem zu verhalten, was uns im Alltag begegnet.

- von **falscher Wahrnehmung** (viparyaya) und (Sinnes-)Täuschung (avidya) durch die unterscheidende Intelligenz (viveka). Durch Yoga ist es möglich zu erfahren, dass es zwei Arten von Ego gibt: das physische Selbst (Ego) und das geistige Selbst (Seele). Dieses Bewusstsein hilft, Abstand zu Geschehnissen und Erfahrungen zu gewinnen. Wenn wir glauben die Konstrukte unserer Gedanken seien Wirklichkeit, sollten wir erkennen, dass sie vorübergehende Erscheinungen sind, die sich im nächsten Moment wieder auflösen können, um uns genau das Gegenteil denken zu lassen. Sich immer wieder zu vergegenwärtigen, wie flüchtig und täuschend die Wirklichkeit unserer Emotionen und Gedanken ist, lässt uns gelassener werden. Und wir spüren die Beständigkeit und Wahrhaftigkeit der Seele, die hinter all diesen unruhigen Sinnestäuschungen unseres physischen Selbst liegt.

- vom rein **logischen Denken** (vicara) hin zum Vertrauen auf unsere Intuition und das Beachten und Verstehen unserer Träume.

- von der **begrenzten Vorstellung** von messbarer Zeit und sichtbarem Raum. Wir alle haben gewöhnlich ein konkretes Bild von Zeiteinheiten und Raumvorstellungen, in die unsere Welt eingeteilt ist und die diese fassbar machen. Wenn wir jedoch tiefer schauen, wird uns bewusst, wie relativ diese Zeit- und Raumvorstellungen sind. Wie erleben wir zum Beispiel die durch Uhren objektiv messbare Zeit? Fühlen wir uns wohl, haben wir das Empfinden, die Zeit fliegt dahin, langweilen wir uns, erscheint uns eine Stunde wie eine Ewigkeit. Ebenso relativ ist die Vorstellung von Vergangenheit, Gegenwart oder Zukunft. Allein durch unsere Vorstellungskraft können wir zum Beispiel die Vergangenheit ändern. Indem wir unseren Blick verändern und uns entscheiden, ob wir uns an Positives oder Negatives erinnern, beeinflusst dies unser Empfinden von der Vergangenheit. Dies zeigt, wie wandelbar alles ist, nichts ist starr, nichts ist, wie es scheint. Die scheinbar objektive, messbare, sichtbare Welt hängt einzig und allein ab von unseren Empfindungen und Vorstellungen. Aus dieser Erkenntnis können wir ein Verständnis dafür erlangen, dass es einen äußeren und einen inneren Raum gibt. Und dass der sichtbare Raum von Zeit und Form unbeständig ist und der innere Raum das Reich wahrer Beständigkeit darstellt.

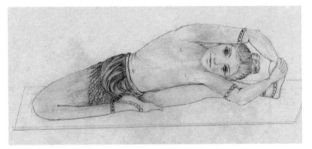

Gedrehte Kopf-Knie-Stellung

- von **körperlichen Spannungen** und schädlichem Umgang mit dem Körper (asana). Ein gesunder Körper ist Voraussetzung dafür, dass der Geist (citta) sich ohne Ablenkung durch Schmerz oder Krankheit transformieren kann. Durch die Körperübungen und die mentale Kräftigung kann man lernen, seinen Körper und Geist zu stärken und sich gesund zu halten.

- von **Unreinheiten in Körper und Geist**, eine Reinheit (sauca) zu pflegen bedeutet, den Körper und den Geist frei zu halten von verschmutzenden Gedanken und ungesunder Ernährung. Für die geistige Nahrung sollten wir darauf achten, welche Informationen wir zum Beispiel durch Fernsehkonsum, in unserer Kommunikation oder im Gedankenaustausch mit anderen Menschen aufnehmen. Auch unsere physische Nahrung sollte aus biologisch guten Lebensmitteln bestehen und aus Achtung vor den Leben möglichst vegetarisch sein.

- von **falschen Identifizierungen**, also von Wünschen, Vorstellungen oder Rollenverhalten, die uns glauben lassen, wir seien reine Individuen. Jeder Mensch hat Erwartungen und Wünsche für sein Leben und häufig entstehen diese aus dem Gefühl des Mangels heraus, egal wie unsere Lebenssituation aussieht. Oft entspringen unsere Wünsche aus widersprüchlichen Gefühlen, wenn wir zum Beispiel verheiratet sind und Kinder haben, wären wir lieber frei, um die Welt zu bereisen, leben wir als Single sehnen wir uns nach der Geborgenheit einer Familie, wohnen wir in einer kleinen Wohnung hätten wir lieber ein Haus mit Garten und in einem großen Haus hätten wir lieber weniger Arbeit mit einer Etagenwohnung. Dies zeigt, dass unsere Vorstellungen und die Wünsche unseres Verstandes nie wirklich zufrieden zu stellen sind. Die Identifizierung mit äußeren Gegebenheiten und materiellen Vorstellungen ist immer nur eine kurzfristige Befriedigung. Um wahre Zufriedenheit zu erlangen müssen wir tiefer schauen und die Motive unserer Wünsche erforschen. Es sind die Hinweise unserer Seele, die uns zeigen, welche Lebensform uns entspricht und was uns in der inneren Entsprechung wirklich glücklich macht.

- von dem **Gefühl der Dualität**, des Getrennt seins von unserem wahren, göttlichen Selbst (isvarah). Yoga kann uns lehren, das Wunderbare und Göttliche im Alltäglichen zu entdecken (ein Lächeln, eine liebe Geste, das Sonnen- oder Mondlicht) und so aus dem Gefühl der Fülle und nicht aus dem Defizit heraus zu leben.

In diesem **Prozess der Befreiung** ist die Lotusblüte (padma) das Symbol im Yoga für die Entwicklung unseres Bewusstseins: Die Wurzeln des **Lotus** gründen sich im Schlamm, im Dunklen, auf dem Boden des Teiches. Von dort steigt die Pflanze auf zur Wasseroberfläche und entfaltet ihre Blütenblätter im **Licht** der Sonne, im Licht des Kosmos. In diesem Sinne symbolisiert die Lotusblüte den Prozess der menschlichen Entwicklung vom Unbewussten zum Bewussten.

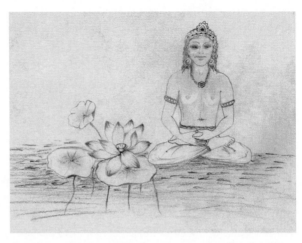

Zudem ist ihr Blatt, das auf dem Wasser schwimmt, ein Zeichen für die Nicht-Verhaftung, da es die Blüte davor schützt, vom Wasser benetzt zu werden. Der Lotus gehört auch zu den Pflanzen, die sich selbst bestäuben und steht somit für Reinheit und Unabhängigkeit. Das männliche Prinzip (Siva) und das weibliche Prinzip (Sakti) in sich tragend symbolisiert er die **Einheit** in allen Wesen, die auch dem Menschen innewohnt.

Oft werden **Meditierende** auf einem Lotus sitzend dargestellt, denn der dem Yoga verbundene Mensch ist mit dem Wachstum des Lotus vergleichbar. Er ist verwurzelt im Erdenleben. Von dort wächst er von der Unwissenheit hinauf in ein allumfassendes Bewusstsein. Aus dem Schlamm des Unbewussten und Nichtwissenden steigt dieser Mensch auf zum Licht der Erkenntnis, zum tiefen Verstehen, zur Unabhängigkeit und zur Einheit mit dem Kosmos.

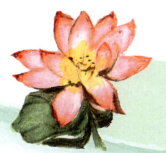

*Wahre Lebensweisheit besteht darin,
im Alltäglichen das Wunderbare zu sehen.
Pearl S. Buck*

# Die Theorie und Praxis des Hatha-Yoga

## Der Hatha-Yoga und sein Grundkonzept

Yoga ist als Sanskrit-Nomen abgeleitet von der Wurzel yuj und bedeutet im ursprünglichen Sinne das Anschirren der Tiere, das Einspannen unter ein Joch. Symbolisch meint Yoga das **Vereinigen** von polaren Kräften und das **Beherrschen** der Unruhe im Geist und in den Sinnen. Die beiden Silben **ha und tha** symbolisieren in diesem System die verschiedenen Pole, die im Menschen wirken. Ha steht dabei für: prana bzw. aufnehmen, Sonne, Siva, das Männliche, hell, Tag und rechte Körperseite. Tha steht dabei für: apana bzw. abgeben, Mond, Sakti, das Weibliche, dunkel, Nacht und linke Körperseite.

Der Hatha-Yoga entwickelte sich im 10. Jh. n. Chr. unter dem Einfluss des Tantrismus. Erstmals wurde nicht mehr der geistige Entwicklungsweg des Menschen in den Mittelpunkt gestellt, sondern die Beachtung des Körpers auf dem Befreiungsweg des Yoga wurde als gleichrangig gesehen. In den Sutras des Patanjali und anderen grundlegenden Yoga-Schriften ging es vor allem darum, den Geist zu läutern, um den Aufstieg des Bewusstseins zu erreichen. In diesen älteren Yoga-Systemen finden körperliche Aspekte nur eine Beachtung in der Erwähnung der allgemeinen Qualität (stabil und angenehm) von Körperhaltungen und der Erläuterung einer guten Sitzhaltung für die Meditation.

Goroksa, ein Lehrer, der dem shivaistischen Tantrismus verbunden war, gilt als Autor der ersten Schrift des Hatha-Yoga. Das Hauptwerk, auf das sich das heutige System des Hatha-Yoga begründet, ist die Hatha-Yoga-Pradipika (übersetzt: die kleine Leuchte des Hatha-Yoga). Sie wurde im 14./15. Jahrhundert verfasst von dem Weisen Svatmarama. Der Text beinhaltet die grundlegenden Techniken dieses körperbezogenen Yoga. „Erst hier ist eine umfassende Praxis von Körperstellungen (asanas) beschrieben, sechs Reinigungs-Übungen (sat-kriya), Atemübungen, die hier Atemzurückhaltung (kumbhakas) genannt werden, und die meist komplexeren Übungen der sogenannten Körpergesten (mudra)."[7]

Das Ziel des Hatha-Yoga ist es, die im Menschen polarisiert wirkenden, voneinander getrennten Energien des Männlichen (siva/ha) und des Weiblichen (sakti/tha) wieder zu verbinden. „**Siva und Sakti** verkörpern ein System von untrennbaren und sich ergänzenden Kräften am Ursprung jeder Schöpfung. Siva repräsentiert die in sich ruhende männliche Kraft, deren Unveränderlichkeit den Fortbestand des Menschen sichert. Im Gegensatz dazu verkörpert Sakti die energetische Mobilität, die Handlungskraft im Erschaffen, die Bewegung, das Leben."[8]

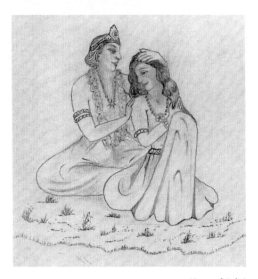

Siva und Sakti

Der Hatha-Yoga verehrt **sakti**, das Weibliche, als die treibende Kraft und hebt den Körper als Mittel und Gegenstand der spirituellen Erfahrung und Entwicklung des Menschen hervor. Er stellt erstmals die körperlich-sinnliche, praktische Erfahrung in das Zentrum der spirituellen Entwicklung und der inneren Befreiung. Dabei ist die Energie bzw. der Energiefluss das entscheidende Element dieser Yoga-Praxis. Die Dualität der polaren Energien im Menschen sowie der in den Energiekanälen

---

[7] Tatzky, Boris / Trökes, Anna / Pinter-Neise, Jutta (Hrsg.):
  Theorie und Praxis des Hatha-Yoga, Via nova Verlag, 1998, S.138
[8] ebd., S.26

gestaute Energiefluss und das energetische Ungleichgewicht zwischen rechter und linker Gehirn- und Körperseite zu harmonisieren und auszugleichen, ist das Ziel des Hatha-Yoga.

Der zentrale Kanal der Wirbelsäule und der Raum des Herzen sind die wesentlichen Körper- und Energieräume, in denen die Vereinigung mit dem Göttlichen stattfindet. „So wie diese beiden Silben im Begriff Hatha wiedervereinigt werden, so erfährt auch der Mensch eine Vereinigung in sich durch die beiden Richtungen, die ihm inhärent sind, dem Horizontalen und dem Vertikalen. Ihr Ursprung ist nirgends anders als im Energiekörper. Er enthält die ganze konzentrierte Kraft und bestimmt den Schwung, der dem Weg in die Welt der Formen und der Spiritualität verliehen wird."[9]

In den folgenden beiden Kapiteln wird die Bedeutung unserer zentralen Energieachse, der Wirbelsäule und den dort angesiedelten Energiezentren, den cakras erläutert. Durch die Techniken des Hatha-Yoga wird die göttliche Lebenskraft, die kundalini, in diesen bedeutenden Zentren geweckt. Wie dies im Einzelnen geschieht, geht aus den nachfolgenden Darstellungen hervor.

---

[9] ebd., S.53

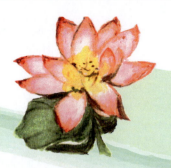

*Ein Tag ohne Alleinsein, ohne Stille,
ohne das Grün eines Baumes oder die Weite
des Himmels ist kein gelebter Tag.*
*Theodor Beck*

# Lebenskraft und Lebensfluss: Die Bedeutung von nadi, cakra und kundalini

In der Praxis des Hatha-Yoga geht es um die Transformation des menschlichen (Bewusst-)Seins von der grobstofflichen Ebene über die geistige Bewusstseinsebene bis hin zur feinstofflichen Ebene und Transzendenz. Die Praxis der asanas führt den Übenden zuerst in eine bewusste Wahrnehmung seines Körpers. Dem folgt die Aufmerksamkeit für den Atem und schließlich auch die Erfahrung von **prana**, dem Fließen der Lebensenergie durch die Energiebahnen des Körpers. „Das Fließen von prana bildet die Voraussetzung für die Erweckung der göttlichen Energie der kundalini, die jetzt vom Beckenboden bis zum Scheitelpunkt entlang der Wirbelsäule aufsteigen kann, wobei die Energiezentren der cakras geöffnet werden."[10]

Hier zeigt sich, dass die Urkraft kundalini, die nadis als Energiekanäle und die cakras als Energiezentren ein funktionelles System um die zentrale Achse der Wirbelsäule bilden. Die kundalini wird als zusammengerollte Schlange am Ende der Wirbelsäule dargestellt. Kundalin bedeutet Schlange, kundala zusammengerollt. Diese schlafende Schlange in der Tiefe des Beckenraums ist die göttliche Kraft in ihrem weiblichen Aspekt der sakti. Sakti als Energie der kundalini ist die dynamische, schöpferische Lebenskraft im Menschen, die den Abstieg des Geistes in die Materie vollzogen hat und sich von siva, dem männlichen Aspekt der Lebensenergie als ruhender, transzendenter Aspekt, abgespalten hat.

---

[10] Wolz-Gottwald, Eckhard: Yoga-Philosophie-Atlas, S.140

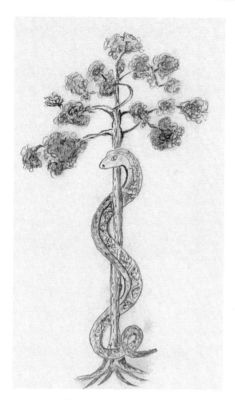

Schlange am Baum

Wird die Energie von sakti nun durch die verschiedenen Techniken des Hatha Yoga angeregt, beginnt sie über die zentrale Achse der Wirbelsäule aufzusteigen und verbindet sich letztlich wieder am Scheitelpunkt angekommen mit siva, dessen Wohnstatt als reines Bewusstsein am Scheitel sitzt. Sakti und siva sind wieder vereint. Im Kreislauf der Energien steigt die erweckte kundalini (Urkraft) über die Rückseite des zentralen Kanals der Wirbelsäule auf bis zum Scheitel und kehrt über die Vorderseite des Körpers wieder zu ihrem Ursprungspunkt ins Becken zurück.

Nach der Hatha-Yoga-Pradipika existieren 72.000 Leitkanäle, die sogenannten nadis, im menschlichen Körper. Sie sind vergleichbar mit dem Meridiansystem der chinesischen Medizin. Nadi heißt im übertragenen Sinne Wurzel und all diese Energiekanäle entspringen aus dem Bereich des Beckenbodens, dem Wurzelraum unterhalb der Wirbelsäule.

In der Praxis des Hatha Yoga sind drei dieser Energiekanäle von zentraler Bedeutung: **ida**, der Energiekanal der rechts im Wurzelraum beginnt und links entlang der Wirbelsäule bis zum linken Nasenloch verläuft. Ida wird dem Weiblichen, dem Mond zugeordnet. **Pingala**, der links im Wurzelraum entspringt und rechts entlang der Wirbelsäule bis zum rechten Nasenloch verläuft. Pingala wird dem Männlichen, der Sonne zugeordnet.

Der Energiekanal **susumna**, der in der Röhre der Wirbelsäule verläuft, ist der Zentralste aller nadis. Er ist der Weg, den die erweckte kundalini (Urkraft) nimmt, um auf zu steigen in die Vereinigung mit siva am oberen Ende der Wirbelsäule, dem Scheitelpunkt. So kann das polare Bewusstsein im Menschen sich wieder vereinen in ein Ganzes. „Unser physischer Körper ist in gewisser Weise die Hülle für die eingerollte kundalini. Die Rückkehr zur uranfänglichen Quelle wird sich in aufsteigender Bewegung vollziehen, das Bewusstsein als Maßstab des spirituellen Wachstums wird aufblühen."[11]

> **Was fördert unsere Lebenskraft und unseren Lebensfluss:**
> - kundalini, unsere Urkraft aus dem Wurzelraum
> - nadis, unsere Energiekanäle, die den Körper durchziehen
> - cakras, unsere zentralen Energiezentren entlang der Wirbelsäule

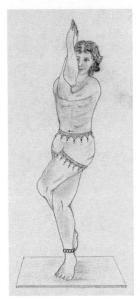

Der Adler

---

[11] Tatzky, Boris / Trökes, Anna / Pinter-Neise, Jutta (Hrsg.): Theorie und Praxis des Hatha-Yoga, S. 31

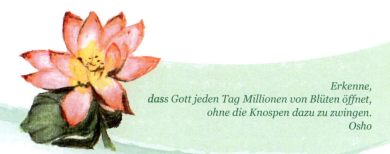

*Erkenne,
dass Gott jeden Tag Millionen von Blüten öffnet,
ohne die Knospen dazu zu zwingen.*
Osho

# Die zentralen Energiezentren: Was sind cakras?

In ihrem Aufstieg durchläuft die kundalini (Urkraft) die sieben zentralen Energieräder, die sich im Innern der Wirbelsäule befinden. Die **cakras** (Räder) öffnen und aktivieren sich, wenn die kundalini sie durchfließt und schließen sich wieder, wenn sie sie verlässt. Cakras sind nicht auf der Ebene des physischen bzw. grobstofflichen Körpers angesiedelt, sondern stellen feinstoffliche Energiezentren dar. Ein jedes dieser subtilen Energieräder hat eine besondere Qualität, hat seinen Sitz in einem bestimmten Körperraum und wirkt auf Nervengeflechte und Organe.

Die Wirkungen der verschiedenen cakras zu erfassen ist sehr komplex, sie beziehen sich auf körperliche, geistige und energetische Aspekte. Ihre Kraft wird auch im Symbol der Lotusblüte dargestellt, wobei der Lotus dabei immer mehr Blüten (Energien) zur Entfaltung bringt. So erblüht z. B. das erste cakra im Wurzelraum noch in Form eines vierblättrigen Lotus während sich das siebte cakra am Scheitelpunkt im tausendblättrigen Lotus entfaltet.

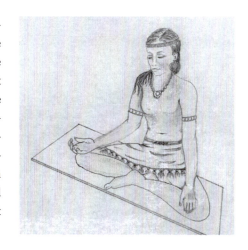

Um die Energien in den verschiedenen Zentren anzuregen, können wir einfache, im Alltag anwendbare Möglichkeiten finden. Wenn man zum Beispiel ein bestimmtes cakra und dessen Qualität stärken möchte, hilft es, sich mit Stoffen in der Farbe dieser Körperregion zu umgeben. Für das Bauchcakra können wir orangefarbene Wäsche tragen oder einen Bettbezug in dieser Farbe kaufen. Bei Halsschmerzen oder Sprachschwierigkeiten hilft ein blaues Halstuch, um das Kehlcakra zu stärken. Oder wir legen uns auf ein Kissen in der Farbe, die uns im Augenblick gut tut. Auch die mentale Aufmerksamkeit, die gesammelte Konzentration auf einen Bereich regt die Energien dort an oder wir können uns vorstellen, bewusst in den entsprechenden Körperraum, in dem das ausgewählte cakras sitzt, hineinzuatmen.

Die folgende Darstellung beschreibt das jeweilige cakra und die entsprechende Körperregion. Sie nennt eine besondere Form des Yoga zu dessen Stärkung ebenso wie Übungen, die diesen Körperraum anregen. Im Anschluss daran fasst eine tabellarische Übersicht noch einmal alle wesentlichen Aspekte der einzelnen cakras zusammen.

1. **Wurzelcakra / muladhara:** Lage am unteren Ende der Wirbelsäule, Steißbein, Verbindung zum Element Erde, Aspekt der Selbsterhaltung und Überlebenskraft, Farbe rot, belebt durch den Hatha-Yoga. Übungen für den Beckenboden oder den Beckenraum stärkende asanas regen dieses Zentrum an, wie die Taube, die Heuschrecke oder Erdberührungen und Arbeit mit den Füßen.
2. **Bauchcakra / svadhisthana:** Lage im Unterleib, über den Genitalien, in der Höhe vom Kreuzbein, Verbindung zum Element Wasser, Aspekt der Sexualität, Emotionen, Schöpfungskraft, Farbe orange, belebt durch den Tantra-Yoga. Haltungen, die den Becken- und Bauchraum kräftigen sind hier unterstützend, wie die Schulterbrücke, der Schmetterlingssitz oder das Abrollen des Katzenrückens.
3. **Solarplexus / manipura cakra:** Lage in der Magengegend, Nabelzentrum, Sonnengeflecht, Verbindung zum Element Feuer, Aspekt der Willenskraft, Selbstwertgefühl, Durchsetzungsvermögen, Farbe gelb, belebt durch den Karma-Yoga. Asanas wie der Hund, das Boot oder die schiefe Ebene stärken diesen Raum.
4. **Herzcakra / anahata:** Lage in der Mitte des Herzraums, Verbindung zum Element Luft, Aspekt der Liebe, Hingabe, Heilung, Farbe grün (oder rosa), belebt durch den Bhakti-Yoga. Übungen für die Weite im Herzraum sind hier unterstützend, wie die Cobra, der Adler oder Varianten der Krokodilhaltung.

5. **Kehlcakra / vishudda:** Lage an der Kehle, im Halsraum, Verbindung zum Element Äther/Raum, Aspekt der Kommunikation, Kreativität, Vorstellungskraft, Farbe hellblau, belebt durch Mantra-Yoga und Tönen. Übungen zur Kräftigung und Weite im Hals und Kehlraum sind hier hilfreich, wie z.b. der Fisch, der Pflug oder der Schulterstand sowie die reinigende Übung des Ujjayi-Atems.
6. **Stirncakra / ajna:** Lage in der Stirnmitte, zwischen den Augenbraun, Verbindung zum Element Licht, Aspekt der Intuition, des kosmischen Bewusstseins, Farbe: violett, belebt durch die Form des Jnana-Yoga. Hier stärken Übungen für die Augen, (Licht-) Visualisierungen im Stirnraum oder das asana des Adlers mit der Berührung der Stirn. Auch die Wechselatmung (nadi shodana) regt den Stirnraum an.
7. **Kronencakra / sahasrara:** Lage am Scheitel des Kopfes, Verbindung zum Transzendenten, Aspekt des Verschmelzens der individuellen Seele mit Gott, Zustand des Einsseins mit allen Wesen und allen Dingen, alle Farben und Formen umfassend, keine Farbe sondern weißes Licht, besonders belebt durch den Raja-Yoga und Meditation. Hier sind Haltungen unterstützend, die die Ausrichtung in den oberen Raum des Scheitels und darüber hinaus fördern, wie der Zehenstand, der Baum oder der Lotussitz.

Je weiter die aufsteigende Energie in der Wirbelsäule die cakras öffnet, desto mehr ist auch das Bewusstsein des Menschen über die Ebenen der Manifestation (1.-5.cakra) hinaus für die Ebenen des Feinstofflichen, Nicht-Manifesten empfänglich (6.-7.cakra). Die Öffnung und das Verweilen im obersten cakra, dem Sitz sivas, gewährt dem Menschen die Verbindung zum göttlich Transzendenten. Die Vereinigung mit dem sat (zeitloses Sein) cit (reines Bewusstsein) ananda (Wonne) ist erreicht.[12]

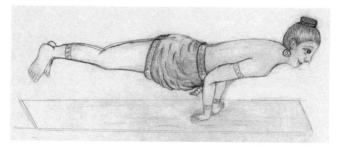

Der Pfau

[12] vgl.: Judith, Anodea: Lebensräder. Das große Chakren- Lehr- und Übungsbuch, Goldmann Verlag, 2004

## Übersicht zu den wesentlichen Aspekten der einzelnen cakras:

| Erstes Chakra | Muladhara-Chakra |
|---|---|
| weitere Namen | Wurzel- oder Basis-Chakra, Steißzentrum |
| Übersetzung | mula = Wurzel, adhara = Stütze |
| Farbe für Aktivierung | rot |
| Element | Erde |
| Sinnesfunktion | Geruchssinn |
| Blütenzahl / symbolische Form | vierblättriger Lotus / Viereck |
| Symbolisches Tier | Elefant. Er steht für Kraft, Festigkeit und Kompaktheit der Erde, Symbol für Vitalität |
| Aspekt im Leben | Leben in Übereinstimmung mit den Naturgesetzen, materielle Bedürfnisse, Sinnlichkeit bis hin zur Triebhaftigkeit, Bedürfnis nach Ruhe und Schlaf, Gefühl von Ärger, Gier und Habsucht |
| Grundprinzip | Überlebenszentrum: körperlicher Wille zum Sein |
| Energie | unbewusste existentielle Kraft zur Selbsterhaltung, Lebenskraft |
| Bewusstsein | meist unbewusstes Dasein, Substanzbewusstsein, Materiebewusstsein, Stoff- und Erdgebundenheit |
| Lage | Steißbein, zwischen den Genitalien und Anus, nach unten ausstrahlend |
| Ausstrahlung | Dammbereich, Beckenboden |
| Körperliche Zuordnung | Wirbelsäule, Knochen, Zähne und Nägel, Anus, Rektum, Dickdarm, Mastdarm, Prostata, Blut und Zellaufbau |
| Nervengeflecht | Steißbeingeflecht |

| | |
|---|---|
| beeinflusste endokrine Drüsen | Nebennieren |
| beeinflusste Organe | Nieren, Ausscheidungsorgane |
| Bija (Keimlaut) / Vokal | LAM / u |
| Yoga-Form | Hatha-Yoga |

| **Zweites Chakra** | **Svadhisthana-Chakra** |
|---|---|
| weitere Namen | Sakral-Chakra, Kreuzzentrum |
| Übersetzung | sva = das Selbst, adhisthana = Fundament, Residenz, Herrschaft |
| Farbe für Aktivierung | orange |
| Element | Wasser |
| Sinnesfunktion | Geschmackssinn |
| Blütenzahl / symbolische Form | 6-blättriger Lotus, Sichelmond |
| Symbolisches Tier | Seeungeheuer. Es steht für Lebenskraft des Wassers |
| Aspekt im Leben | Selbstbewusstsein, die Fähigkeit Bindungen einzugehen, Leidenschaften, z.B. der Eifersucht aber auch schöpferische Phantasie |
| Grundprinzip | Sexualzentrum: schöpferische Fortpflanzung des Seins |
| Energie | Vitalität, Antriebskraft für Arterhaltung, Motorik und Bewegung |
| Bewusstsein | Form- und Körperbewusstsein, Körperempfinden |
| Lage | Kreuzbein |
| Ausstrahlung | oberhalb der Geschlechtsorgane, in Höhe der Unterleibsorgane |

| | |
|---|---|
| Körperliche Zuordnung | Beckenraum, Fortpflanzungsorgane, Nieren, Blase, alles Flüssige wie Blut, Lymphe, Verdauungssäfte, Sperma |
| Nervengeflecht | Kreuzbeingeflecht |
| beeinflusste endokrine Drüsen | Keimdrüsen - Eierstöcke, Hoden |
| beeinflusste Organe | Unterleibs- und Geschlechtsorgane |
| Bija (Keimlaut) / Vokal | VAM / geschlossenes o |
| Yoga-Form | Tantra-Yoga |

| **Drittes Chakra** | **Manipura-Chakra** |
|---|---|
| weitere Namen | Solar-Plexus-Chakra, Nabelzentrum |
| Übersetzung | Mani = Edelstein, pura = Stadt |
| Farbe für Aktivierung | sonnengelb |
| Element | Feuer |
| Sinnesfunktion | Sehsinn |
| Blütenzahl / symbolische Form | 10 -blättriger Lotus, Dreieck |
| Symbolisches Tier | Der Widder - Tragtier des Gott Agnis (Feuergott), steht für Durchsetzungsvermögen, Willenskraft, Egoismus und Machtgelüste |
| Aspekt im Leben | Tatkraft und Willenskraft, Entscheidungen treffen, Fähigkeit zur Verantwortung, Bereich des Ego, eigene Identität, persönliche Macht, Anerkennung, Wut und Aggression. |
| Grundprinzip | Gefühlszentrum |
| Energie | Gefühlskraft, Wunschkraft, persönlich begrenzte Neigung |
| Bewusstsein | Ichbezogenes Bewusstsein, Ichgefühl, Emotionalität, Bewusstwerden der Dualität und Polarität |

| | |
|---|---|
| Lage | Lendenwirbelsäule |
| Ausstrahlung | Nabel- und Magenbereich, Leibmitte |
| Körperliche Zuordnung | unterer Rücken, Bauchhöhle, Verdauungssystem, Magen, Bauchspeicheldrüse, Leber, Milz, Gallenblase, vegetatives Nervensystem |
| Nervengeflecht | Sonnengeflecht |
| beeinflusste endokrine Drüsen | Bauchspeicheldrüse |
| beeinflusste Organe | Bauchspeicheldrüse, Leber, Milz, Gallenblase, |
| Bija (Keimlaut) / Vokal | RAM / offenes o |
| Yoga-Form | Karma-Yoga |

| **Viertes Chakra** | **Anahata-Chakra** |
|---|---|
| weitere Namen | Herzzentrum |
| Übersetzung | Anahate = das Nicht Angeschlagene ( Klang) |
| Farbe für Aktivierung | grün oder rosa |
| Element | Luft |
| Sinnesfunktion | Tastsinn |
| Blütenzahl / symbolische Form | 12-blättriger Lotus, Sechseck/Hexagramm |
| Symbolisches Tier | Antilope Tragtier des Windgottes Vayu. Sie ist schnell, sprunghaft und unstetig |
| Aspekt im Leben | Ort, an dem alle Gegensätze (Dualitäten) sich auflösen, Verstand und Gefühl im Gleichgewicht, innere Ausgeglichenheit, Harmonie mit dem Kosmos, Bereich des Mitgefühles und der Liebe. |
| Grundprinzip | Seinshingabe: Teilen, Liebe, Hingabe |

| | |
|---|---|
| Grundprinzip | selbstloser Dienst, Mitgefühl |
| Energie | Überpersönliche Liebeskraft, weise Liebe, religiöse Liebe, universelle Liebe, Wärme, Frieden |
| Bewusstsein | Liebende Hingabe |
| Lage | Brustwirbelsäule |
| Ausstrahlung | Herzbereich, Brustmitte |
| Körperliche Zuordnung | Herz, oberer Rücken mit Brustkorb und Brusthöhle, unterer Lungenbereich, Blut und Blutkreislauf, Haut |
| Nervengeflecht | Herzgeflecht |
| beeinflusste endokrine Drüsen | Thymusdrüse: sie regelt das Wachstum und steuert das Lymphsystem und die Immunsystem |
| beeinflusste Organe | Herz- Kreislaufsystem, Blut |
| Bija (Keimlaut) / Vokal | YAM / a |
| Yoga-Form | Bhakti-Yoga |

| Fünftes Chakra | Visuddha-Chakra |
|---|---|
| weitere Namen | Hals- oder Kehl-Chakra |
| Übersetzung | Suddha = gereinigt, visuddha = rein, lauter, Läuterung der Sinne |
| Farbe für Aktivierung | hellblau |
| Element | Äther, Raum |
| Sinnesfunktion | Gehörsinn |
| Blütenzahl / symbolische Form | 16-blättriger Lotus, Kreis |
| Symbolisches Tier | Elefant |
| Aspekt im Leben | Läuterung der Sinne, konzentriert auf die innere Suche, Kunst des Zuhörens und der rechten Rede |

| Grundprinzip | Seinsresonanz, mentales Zentrum |
|---|---|
| Energie | Mentalkräfte, Vorstellungs- und Gestaltkraft, Unterscheidungskraft, Konzentrationskraft |
| Bewusstsein | intellektuelle Aktivität, Wissensdurst, analytisches Denken, Sprachfähigkeit, Inspiration, Ideale, Wissenschaftlichkeit, Unterscheidungskraft, Geduld, Einsicht, Toleranz, Verarbeitung und Kontrolle von Gefühlen, Vorstellungskraft |
| Lage | Halswirbelsäule; Vorderseite des Halses, in der Kehle |
| Ausstrahlung | Kehlkopf |
| Körperliche Zuordnung | Hals-, Nacken, Kieferbereich, Ohren, Sprechapparatur (Stimme), Luftröhre, Bronchien, oberer Lungenbereich, Speiseröhre, Arme |
| Nervengeflecht | Halsgeflecht |
| beeinflusste endokrine Drüsen | Schilddrüse und Nebenschilddrüse |
| beeinflusste Organe | Atmungssystem, Schilddrüse, Ernährungskanal |
| Bija (Keimlaut) / Vokal | HAM / e |
| Yoga-Form | Mantra-Yoga |

| **Sechstes Chakra** | **Ajna-Chakra** |
|---|---|
| weitere Namen | Stirn-Chakra, Drittes Auge |
| Übersetzung | Ajna = Befehl, Auftrag |
| Farbe für Aktivierung | violett |
| Element | feinstofflich : Geisteskräfte |
| Sinnesfunktion | alle Sinne |

| | |
|---|---|
| Blütenzahl / symbolische Form | 2-blättriger Lotus |
| Symbolisches Tier | nichts mehr mit der tierischen Ebene gemeinsam |
| Aspekt im Leben | Willenskraft, Unterscheidungsfähigkeit. Im Bereich des Ajna-Chakra soll der Mensch, wenn er seinen Tod nahen fühlt, seinen Lebenshauch (prana) verwahren, um dann im Moment des Todes überzugehen in brahman (die göttliche Weltenseele). |
| Grundprinzip | Seinserkenntnis |
| Energie | Seelenenergie, geistige Energie, Entwicklungskraft, geistige Strahlkraft |
| Bewusstsein | Selbst- oder Seelenbewusstsein, All-Liebe, Weisheit, geistige Individualität, Schöpferisches Bewusstsein, Verantwortungsbewusstsein, Gefühl der Einheit |
| Lage | Raum zwischen Augenbrauen bzw. in der Stirnmitte |
| Ausstrahlung | hinter der Augenbrauenmitte |
| Körperliche Zuordnung | Gesicht, Augen, Ohren, Nase, Nebenhöhlen, Kleinhirn, Zentralnervensystem |
| Nervengeflecht | Stammhirngeflecht |
| beeinflusste endokrine Drüsen | Hirnanhangdrüse (Hypophyse) |
| beeinflusste Organe | Kleinhirn, autonomes Nerven- und Hormonsystem |
| Bija (Keimlaut) / Vokal | OM (AUM) / i |
| Yoga-Form | Jnana-Yoga |

| Siebtes Chakra | Sahasrara-Chakra |
|---|---|
| weitere Namen | Kronen-Chakra, Scheitelzentrum |
| Übersetzung | Sahasra = Tausend, ara = Strahlen Tausenblättriger Lotus |
| Farbe für Aktivierung | Weißes Licht |
| Element | Ohne Gestalt |
| Sinnesfunktion | steht über allen Sinnen |
| Blütenzahl / symbolische Form | 1000 blättriger Lotus |
| Symbolisches Tier | Ohne Gestalt |
| Aspekt im Leben | verschmelzen der individuellen Seele mit Gott, Zustand des Einsseins mit allen Wesen und allen Dingen, Zustand der Transzendenz |
| Grundprinzip | Reines Sein |
| Energie | schöpferische, geistiger Wille, geistige Energie |
| Bewusstsein | Bewusstsein der Einheit, gelebte Geistigkeit, kosmisches Bewusstsein, universelle, reines Sein |
| Lage | Scheitel |
| Ausstrahlung | Mittelhirn |
| Körperliche Zuordnung | Großhirn |
| Nervengeflecht | Großhirngeflecht |
| beeinflusste endokrine Drüsen | Zwirbeldrüse |
| beeinflusste Organe | Großhirnrinde, Organe und Gewebe des Körpers |
| Bija (Keimlaut) / Vokal | Stille / m |
| Yoga-Form | Raja-Yoga, Meditation |

**Zur Kräftigung der cakras finden sich im hinteren Praxisteil des Hatha-Yoga konkrete Übungseinheiten aus der Yoga-Praxis.**

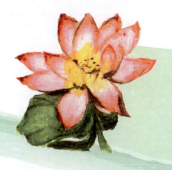

*Kein Wesen kann zu Nichts zerfallen.
Das Ewige regt sich fort in Allen.
Am Sein erhalte dich beglückt.
Das Sein ist ewig;
denn Gesetze bewahren die lebendigen Schätze,
aus welchem sich das All geschmückt.
J.W. Goethe*

# Der Umgang mit dem Atem: pranayama

Der Begriff **pranayama** steht für die bewusste Regulierung des Atems und setzt sich aus zwei Silben zusammen: **prana** als Bezeichnung für unseren Atem und unsere Lebensenergie und **ayama**, das man mit kontrollieren oder mit erweitern übersetzt. Bei der pranayama-Praxis ersetzen bewusst angewandte Atemtechniken die sonst unbewussten Atemmuster. Es gibt verschiedene Techniken, bei denen jeweils mit verschiedenen Muskelgruppen gearbeitet wird, vor allem mit dem Zwerchfell sowie mit der Brust- und Bauchmuskulatur.[13]

Pranayama bezeichnet also die **Regulierung und Vertiefung** der Atmung durch beständiges Üben und durch Achtsamkeit. Eine stetige Konzentration auf die Vorgänge der Atmung und bewusst ausgeführte Atemtechniken können auch die Prozesse unseres Denkens und Empfindens beeinflussen. Vergleichbare Wirkungen lassen sich bei Meditations- und Entspannungstechniken feststellen.

Pranayama kann als eine der ältesten Form der Atemtherapie bezeichnet werden. Die Ursprünge dieser Atemtechniken gehen bis auf die **Upanisaden** zurück. Die Upanisaden stellen eine der zentralsten Textgruppen der Yoga-Philosophie dar. Sie entstanden über viele Jahrhunderte in der Zeit 1500 bis 500 v. Christus. Upanisad bedeutet frei übersetzt Geheimwissen. Die Lehren aus den Upanisaden können als spirituelle Geheimlehren bezeichnet werden, die vom Lehrer direkt an die Schüler weitergegeben wurden. Nur wenn ein Mensch in seiner inneren Haltung

---

[13] vgl.: BDY (Hrsg.): Der Weg des Yoga, Via Nova Verlag, 2000, S.185
[14] Wolz-Gottwald, Eckhard: Yoga Philosophie Atlas, Via nova Verlag, 2006, S. 105

bereit und gereift war, durfte er dieses geheime Wissen der Weisen empfangen.[14] Im Verständnis der Upanisaden ist alles Geist, ist alles Energie und alles Materielle nur eine Energieform. Alles ist durchdrungen von der göttlichen Ursprungs-Energie, nichts existiert unabhängig vom Anderen, alles ist letztlich Eins und geht auf einen gemeinsamen göttlichen Ursprung zurück. Nach den Upanisaden ist prana das Prinzip von Leben und Bewusstsein. **Prana** ist der Lebenshauch aller Wesen im Universum. Durch ihn werden sie geboren und leben von ihm, und wenn sie sterben, so löst sich der Hauch jedes einzelnen in den kosmischen Hauch auf. Prana ist die Nabe im Rad des Lebens. In ihm hat alles seinen Grund.[15]

Der Grundgedanke beim Yoga geht davon aus, dass **Körper, Geist und Seele** eng miteinander verknüpft sind. Bereits Patanjali legte in seinen Yoga-Sutras dar, dass Ablenkungen des Geistes mit einer unruhigen Atmung verbunden sind und dass Atemkontrolle den Geist zur Konzentration bringen kann. Körper, Atem und Geist sind so eng miteinander verbunden, dass eine Veränderung in einem dieser Bereiche auch in den anderen zum Ausdruck kommt. Emotionale Zustände lassen sich physiologisch am Muskeltonus nachweisen, ebenso sind direkte Zusammenhänge zwischen physischen oder psychischen Veränderungen und den Veränderungen der Atmung zu beobachten. Wenn beispielsweise der Geist zerstreut ist, sind Körper und Atmung ebenfalls unruhig. Wenn der Körper aktiv oder unter Stress ist, erhöhen auch Geist und Atmung ihr Tempo.

Angst führt zu einer schnelleren Atmung oder Erschrecken zum plötzlichen unwillkürlichen Einatmen und Luftanhalten. Die Kraft dieser Wechselwirkung kann man für alle drei Bereiche nutzen. So ist es möglich, den Geist zu beruhigen, indem man die Atmung beruhigt, und man kann die Atmung durch eine langsame und achtsame körperliche Aktivität beruhigen.

**Atemtechniken** (pranayama) und **Atemverhaltungen** (kumbhakas) sollten so angewendet werden, dass sie dem jeweiligen Menschen entsprechen und in ihm das Feinstoffliche stärken. Wesentlich ist, den Atem dabei nicht zu zwingen, sondern ihn im Laufe der Zeit zu vertiefen, zu verlängern und zu verfeinern. Der Atem sollte dabei immer sanft, weich, voll und frei fließen. Dies gehört zum Grundverständnis der Yogapraxis.

[15] vgl.: B.K.S. Iyengar, Licht auf Yoga, Barth-Verlag

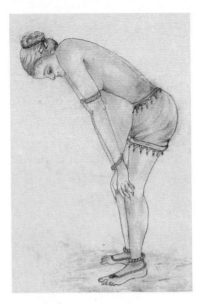

Atemtechnik

Allein durch den Umgang mit der Atmung können wir Yoga-Haltungen an unsere Bedürfnisse anpassen. Der richtige Zeitpunkt des Einatmens, die richtige Dauer des Ausatmens und das geeignete Anhalten des Atems sind wirkungsvolle Mittel, die eigene Übungspraxis wohltuend und stärkend auszurichten. Jeder Form von Zwang oder Leistung ist hierbei zu vermeiden. Der Atem zeigt an, ob unsere Aufmerksamkeit gesammelt ist. Wenn wir merken, dass unsere Gedanken abschweifen und wir die Atmung nicht mehr bewusst wahrnehmen, erkennen wir, dass wir uns nicht mehr konzentrieren. Es ist entscheidend für die Asana-Praxis, die Atmung bewusst zu regulieren. Idealerweise sollte der Atem **lang und gleichmäßig** und bewusst sein.

Der Atem dient uns in der Praxis auch als **Feedback**, spiegelt er doch unsere körperliche wie seelische Verfassung wider. Insbesondere zeigt er, ob wir uns ausgeglichen, beständig und angenehm fühlen oder nicht. Wenn unsere Atmung kurz oder unruhig wird, überanstrengen wir uns. Dies kann bedeuten, dass eine Haltung zu schwer ist, dass wir sie für unsere Kräfteverhältnisse zu oft wiederholen oder dass wir uns zu sehr anstrengen, um einen Widerstand zu überwinden. Es lässt sich also feststellen, dass Veränderungen der Atmung uns auf Widerstände, Unruhe oder Anstrengungen auf der körperlichen, mentalen oder emotionalen Ebene aufmerksam machen.

Im Folgenden wird exemplarisch eine Technik aus dem pranayama vorgestellt: die Wechselatmung (nadi shodhana). Diese Atemtechnik lässt sich gut in eine Übungsreihe von asanas integrieren und kann auch als Abschluss einer Übungsreihe oder als Vorbereitung vor der Meditation eingesetzt werden.

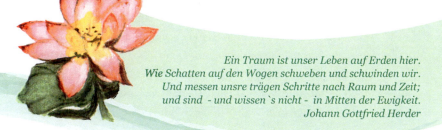

*Ein Traum ist unser Leben auf Erden hier.*
*Wie Schatten auf den Wogen schweben und schwinden wir.*
*Und messen unsre trägen Schritte nach Raum und Zeit;*
*und sind - und wissen`s nicht - in Mitten der Ewigkeit.*
*Johann Gottfried Herder*

# Die Wechselatmung: nadi shodana

Wörtlich bedeutet nadi shodhana: **Reinigung der nadis**. Die nadis, die Energie-Kanäle im feinstofflichen Körper, sollen frei von Unreinheiten und Blockaden sein, damit prana sich frei durch die Energiebahnen bewegen kann. Das Ziel des Hatha-Yoga ist, eine Ausgewogenheit zwischen der rechten und linken Körper- und Gehirnhälfte herzustellen. Der Wechselatmung fällt dabei eine zentrale Funktion zu. Durch diese Atemtechnik entsteht ein Gleichgewicht zwischen den beiden Gehirnhälften und der Energiefluss im Kanal der Wirbelsäule (susumna) wird angeregt. Der Atem wird dazu wechselseitig von einer Nasenseite zu anderen gelenkt und regt auf diese Weise den Fluss von prana an: Wenn der Atem durch das rechte Nasenloch fließt, werden pingala und die linke Gehirnhälfte aktiviert, wenn der Atem durch das linke Nasenloch fließt werden ida und die rechte Gehirnhälfte aktiviert. Dieser Wechsel im Fluss unserer Lebensenergie findet auf natürliche Weise ca. alle 2 Stunden von selber statt, sofern die nadis nicht blockiert sind. Um ihre Reinigung und den Energie-fluss zu gewährleisten, wird nadi shodana praktiziert.[16] Nadi shodhana ist verbunden mit einer spezifischen Handhaltung, dem vishnu mudra. Diese Handhaltung wird eingesetzt, um den Atemstrom zwischen dem rechten

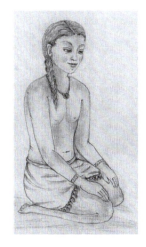

Fersensitz

[16] vgl.: Sivananda Yoga Vedanta Zentrum (Hrsg.) Hatha-Yoga Pradipika, Eigenverlag, S.11-12.

und dem linken Nasenloch zu regeln bzw. zu wechseln. **Vishnu mudra** wird mit der rechten Hand durchgeführt. Dabei sind der kleine Finger, Ringfinger und Daumen gestreckt und Zeige- und Mittelfinger weden eingerollt. Die rechte Hand wird so an die Nase gelegt, dass die Kuppe des Daumens auf dem rechten Nasenflügel aufliegt und die Kuppe des Ringfingers auf dem linken Flügel liegt. Abwechselnd drücken nun die Fingerkuppen auf die Nasenflügel, so dass der Atemstrom auf einer Seite freigegeben wird, während das andere Nasenloch mit leichtem Druck verschlossen ist.

Der **Atem-Zyklus** geht wie folgt: Der Daumen verschließt das rechte Nasenloch, über das linke wird eingeatmet, dann wird dieses geschlossen und die rechte Nasenseite geöffnet, hier wird aus- und eingeatmet, wieder die rechte Seite verschließen und mit der Ausatmung zur linken Seite wechseln. So wird weiter fortgefahren, indem man jeweils nach der Einatmung die Nasenseite für eine Aus- und Einatmung wechselt.

Eine Runde nadi shodhana, besteht aus zwei Atemzügen. Diese kann man noch kombinieren mit zwei Luftanhaltephasen. Dabei wird der folgende Basisrhythmus 1:4:2 empfohlen, d.h.: der AA ist doppelt (2) so lang wie der EA (1) und die Atemanhaltung (4) viermal so lang wie der EA.

**Wesentliche Wirkungen von nadi shodhana:**
- die nadis werden gereinigt.
- die beiden Energiequalitäten ida und pingala werden ausbalanciert.
- das tiefe und langsame Atmen, besonders wenn die Phase des Luftanhaltens hinzukommt, hat positive Wirkungen - unter anderem verfügt man über mehr Energie, da prana, die Lebensenergie, bei langsamer Atmung und beim Luftanhalten besser aufgenommen wird.
- es beruhigt die Nerven und den ganzen Organismus.
- es regt die rechte und linke Gehirnhälfte an.

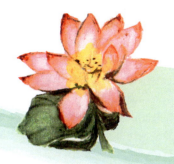

*Wer nach außen schaut, träumt.
Wer nach innen blickt, erwacht.
C.G. Jung*

# Zur Praxis der Meditation

## Yoga-Meditation: Was ist das?

Eine wesentliche Vorbereitung für die Meditation ist die asana-Praxis, da ein konzentriertes Üben von Haltungen und Bewegungen den Geist bereits in eine Zentrierung und ruhige Ausrichtung führt. Zudem ist ein stabiler, in sich ruhender, gesunder Körper eine Voraussetzung dafür, in einer Sitzhaltung länger verweilen zu können, ohne dass der Geist durch körperliches Unwohlsein abgelenkt ist.

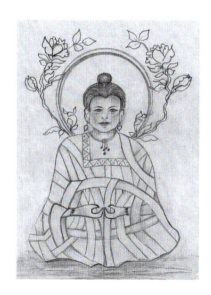

Um Meditation **(dhyana)**, die stille Reflexion, wie Patanjali es nennt, zu praktizieren, geben die Yoga-Sutras wie auch andere Yogaschriften Hinweise auf hilfreiche Techniken, die den Geist in die innere Konzentration führen.

Für die Meditation, die Versenkung nach innen, sind jedoch zwei wesentliche Voraussetzungen nötig: die Beherrschung von **pranayama** (Atemregulierung) und von **pratyahara** (Rückzug der Sinne). Der bewusste Umgang mit dem Atem und dessen Regulierung helfen dem Geist wie dem

Körper in eine Ruhe zu finden, die für die Meditation nötig ist. Ebenso entscheidend ist die Regulierung unserer Sinneseindrücke. Nur wem es gelingt, seine Sinne zu zügeln und sich von den äußeren Reizen abzugrenzen, kann in die meditative Ruhe finden. Über unsere Sinne machen wir ständig Erfahrungen und nehmen Eindrücke von außen in uns auf. Diese versetzen den Geist in Unruhe und Ablenkung. Pranayama und pratyahara helfen uns, diese äußeren Reize vorüberziehen zu lassen, unbeeindruckt von ihnen zu bleiben und so in der Meditation Gleichmut entstehen lassen und die Haltung des Geschehen-Lassens einzunehmen. Aus dem Rückzug der Sinne (pratyahara) und der Versenkung in die Meditation (dhyana) entsteht zunehmend ein Bewusstsein für eine äußere und eine innere Welt.[17] Praktische Beispiele zu diesen beiden Aspekten finden sich dazu im vorderen Buchabschnitt in den Erläuterungen zum achtstufigen Yoga-Weg.

**Was bedeutet nun Meditation?**

Meditation ist ein Zustand, in dem der Körper in ruhiger Stabilität verweilt und der Atem in seinem natürlichen Rhythmus ein- und ausströmt. Der Geist ist verankert in einer steten Konzentration und inneren Tiefe. Meditation bedeutet, in einem in sich selbst ruhenden Zustand, Zeuge zu werden, ein Zeuge von auftretenden Gedanken, Gefühlen, Erscheinungen und äußeren Reizen. Meditation ist der Zustand eines Beobachters, der die Erscheinungen der äußeren Welt wahrnimmt und ziehen lässt, ohne sich mit ihnen zu verbinden. Oft zeigen sich erst in der Ruhe der Meditation all unsere gegenwärtigen Gefühle und Gedanken. Die Kunst ist, diese vorüberziehen zu lassen wie Wolken, sie zu betrachten, ohne an ihnen haften zu bleiben und immer mehr in die Stille zwischen den Gedanken zu finden. Die Meditation ist dabei wie eine Brücke, die den Geist von der Unruhe der äußeren Welt in die Ruhe der Innenwelt führt. In diesem tiefen Raum des Selbst kommt der Geist zur friedvollen Ruhe.

Die **Schildkröte** ist eines der zentralen Symbole im Hatha-Yoga, die die notwendigen Fähigkeiten in Körper und Geist für die Praxis des Yoga und der Meditation veranschaulicht. „Für all diejenigen, die sich mit der Yogapraktik beschäftigen, ist Hatha Yoga wie die Schildkröte, die die Welt trägt."[18] Die Schildkröte verkörpert durch ihre langsamen Bewegungen und ihren festen Panzer ein Bild von Geduld

---

[17] vgl.: Bäumer, Bettina ( Hrsg.): Die Wurzeln des Yoga, S.132-133
[18] (HYP, I,10)

und Ausdauer. Ihre Gemächlichkeit spiegelt Konzentration, Achtsamkeit und Innehalten. Sie kann sich von der Außenwelt in ihren Panzer, in sich selbst zurückziehen. In der Entwicklung dieser Qualitäten symbolisiert sie den inneren Wachstumsprozess, der durch die Yogapraxis ermöglicht wird. Dabei werden die Körperhaltungen bedacht ausgeführt, die Konzentration auf den Atem und auf die Bewegung gesteigert, Festigkeit aufgebaut, die Beherrschung der Sinne und die Aufgehobenheit in sich selbst gestärkt.

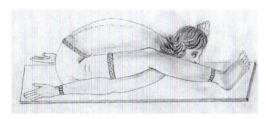

Die Schildkröte

Die Schildkröte ist auch ein Sinnbild für den Rückzug der Sinne. So wie sie sich in ihren Panzer zurückziehen kann, sollte auch der Mensch die Fähigkeit besitzen, sich in die Ruhe seines inneren Raumes zurückzuziehen. Dieser Rückzug ist eine grundlegende Voraussetzung für die Meditation und für die Versenkung in die innere Stille, bei der jede Denkbewegung zur Ruhe kommt. Was dann entsteht, ist das reine Verweilen im gegenwärtigen Moment.

**Meditation bedeutet:**
- die Sinneseindrücke zu regulieren und einen Rückzug der Sinne in den inneren Raum auszuüben.
- einen inneren Abstand zu den äußeren Geschehnissen zu gewinnen.
- den inneren Focus auf ein Objekt auszurichten und den Geist in die Konzentration zu führen.
- in Körper und Geist in Ruhe und Stabilität zu verweilen.
- Denken und Empfindungen geschehen lassen und zur Ruhe zu bringen.
- die Rolle eines Beobachters einzunehmen, ein Zeugenbewusstsein zu entwickeln
- in der Lücke zwischen den Gedanken, in der Gedankenleere zu verweilen.
- Verweilen im gegenwärtigen Moment, Sein im Jetzt!

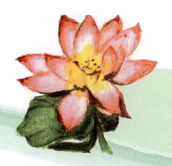

*Wir brauchen weniger vermeintliches Wissen darüber, was das Leben sein müsste, und mehr Offenheit für das Wunder, das es ist.*
Jack Kornfield

# Meditationstechniken für die Praxis

Vom lateinischen Wort „meditare", das heißt etwas aufmerksam betrachten, leitet sich unser Wort Meditation ab. Frei übersetzt könnte man sagen: Meditation ist eine Methode, die es ermöglicht, durch aufmerksame Betrachtung in seine Mitte zu kommen und dadurch Ruhe in Körper, Geist und Seele zu erlangen. Die Meditation im Sitzen sollte gut vorbereitet sein, so dass der Körper in der Aufrichtung der Wirbelsäule und mit einer angenehmen Beinstellung verweilen kann. Die Hände liegen entspannt auf den Oberschenkeln oder Knien.

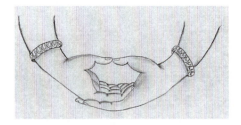

Spezielle Handgesten (mudras) können die Konzentration und den Energiefluss im Körper während der Meditation unterstützen. Das klassische mudra für die Meditation ist das **dhyana mudra**, bei dem die beiden Hände wie Schalen ineinander liegen und vor der Bauchdecke ruhen.

Der bewusste Umgang mit den Händen und Fingern ist ein wichtiger Bestandteil der Hatha-Yogapraxis. Über **mudras** können wir gezielt Energien lenken und so die Wirkungen der Meditation und Körperhaltungen intensivieren. In den Fingerkuppen befinden sich viele End- und Anfangspunkte unserer Energiebahnen (nadis), die durch Berührungen angeregt werden. Der Daumen steht beispielsweise für die kosmische Energie und der Zeigefinger für das individuelle Bewusstsein. Legen wir diese beiden Fingerkuppen zusammen, verbinden sich die menschliche und die göttliche Kraft.

Für die Meditation gibt es dementsprechend zwei weitere zentrale mudras, in denen sich der Daumen (das kosmische Bewusstsein) und der Zeigefinger (das menschliche Bewusstsein) berühren. Die anderen drei Finger sind gestreckt. Dabei zeigen im **jnana mudra** die Handflächen aufnehmend nach oben, im **chin mudra** zeigen sie nach unten in der Sammlung zu sich selbst.[19]

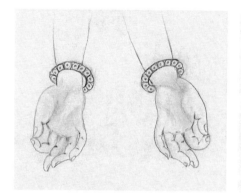
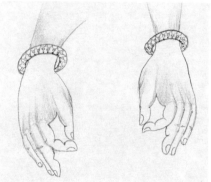

Die Praxis der Meditation dient dazu, die Unruhe unseres Geistes und unsere Denkbewegungen zur Ruhe zur führen und uns in den inneren Raum auszurichten. Die Techniken der Meditationspraxis sind dabei Angebote an unseren unsteten Geist, die ihm helfen, sich auszurichten und zu beruhigen. Mit Hilfe verschiedenster Konzentrationsobjekte können wir in der Meditation unsere gewohnten Denkstrukturen unterbrechen und unseren Geist in neue Bahnen lenken. Führen wir Meditation regelmäßig aus, gelingt es uns im Laufe der Zeit immer mehr, in diesen neuen, auf Positives ausgerichteten Gedanken und inneren Bildern zu verweilen.
So verändern sich durch eine kontinuierliche Meditationspraxis auch unsere Denkgewohnheiten und vertrauten Denkmuster im Alltag. Meditation führt uns in die Erfahrung von innerer Ruhe und Gedankenunterbrechungen, die wir in der Geschäftigkeit des Alltags nutzen können, um auch hier zur Ruhe zu kommen und einen inneren Abstand zu den äußeren Geschehnissen zu erlangen.

---

[19] vgl.: Hirschi, Gertrud: Mudras, Bauer Verlag, 2002, S.156

Konkrete Techniken der Meditation sind zum Beispiel:

- **Das Außen loslassend nach innen wenden, Beobachter werden**
  Vor der Meditation beginnt man mit einer entspannten Rückenlage (savasana), um körperliche und geistige Anspannung loszuwerden, lässt Gedanken kommen und gehen, lässt sich immer mehr nach innen sinken. Es entsteht ein entspannter Zustand mit wachem Geist. Es ist der Zustand eines Beobachters, der die Dinge und Empfindungen wahrnimmt, aber nicht mit ihnen verschmilzt.

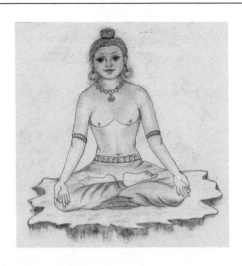

- **Meditation durch Visualisierung**

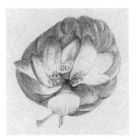

  Mit der Konzentration auf einen Körperraum lässt man beispielsweise das Bild einer Blüte im Herzen vor seinem inneren Auge entstehen. Diese Blüte beginnt sich zu entfalten, verbunden mit einem Gefühl von Liebe und Wohlwollen. Der Geist versenkt sich mehr und mehr in das innere Bild, jede Denkbewegung steht still.

- **Meditation mit der Ausrichtung auf den Atem**
  Man schaut dem Atemfluss bewusst zu, beobachtet seine Phasen im Einatem und im Ausatem und die damit verbundene Schwingung der Körperwände. Der Atem gleicht einer Welle, die kommt und geht, ein- und ausströmt. Die Ausrichtung auf das natürliche Strömen bis zum Bauchraum vertieft die innere Ruhe. Mit der Zeit wird man selbst zu diesem Fluss, die Lebenskraft kann frei und friedvoll strömen. Eine andere Form der Atembeobachtung ist, den Atem in seinem steten Wechsel von Ein- und Ausatem und seine natürlichen Pausen dazwischen wahrzunehmen. Dabei lenkt man die Konzentration bewusst auf die Pausen nach

der Einatmung (Atemfülle) und nach der Ausatmung (Atemleere). Die Ruhe zwischen den Atemzügen schafft eine Unterbrechung in den Wellen der Gedanken, bis der Geist sich schließlich immer mehr mit diesen verbindet und in der Leere der Gedankenunterbrechung bzw. in den Pausen zwischen den Gedanken verweilt.

### ■ Meditation mit Tönen bzw. Mantras

Der Atem kann auch in einen Ton gegeben werden. Dabei singt man Töne wie z.B. OM oder kürzere bija-mantras. Das Lauschen auf den Ton und sich verbinden mit seiner Lautschwingung bringt die Gedankenbewegungen zur Ruhe. Bei einem längeren Tönen verschmilzt der Geist ganz mit dem Klang.

### ■ Meditation mit der Konzentration auf ein Objekt

Man stellt zum Beispiel eine Kerze auf und schaut auf die Kerzenflamme mit einem entspannten Blick. In der Betrachtung des Objektes richtet der Geist sich aus und verweilt in einer absichtslosen Ruhe. Nach und nach verschwinden die Konturen des betrachteten Gegenstandes. Bei der Kerze z.B. breitet sich das Strahlen ihres Lichtes aus in den ganzen Raum und das Innere des Betrachters wird vom Licht der Kerze erfüllt. Wenn man nun die Augen schließt, verweilt das Bewusstsein im reinen Empfinden von Licht und kann sich weit über die Körpergrenzen hinaus ausdehnen.

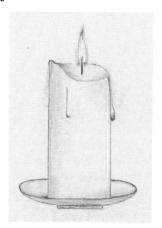

### ■ Meditation mit Licht(lenkung)

Die Aufmerksamkeit ist auf den Atem gerichtet, verbunden mit der Vorstellung, diesen lichtvoll ein- und ausströmen zu lassen. Dabei kann man sich bewusst mit dem Licht der Sonne oder des Mondes verbinden. In der Vorstellung dehnt sich das Bewusstsein aus bis zur Sonne (oder Mond) und mit dem Einatem nimmt man Licht in sich auf wie Nahrung und lässt es mit dem Ausatmen im Innern ausströmen. Man wird erfüllt von Licht, das alles andere (Gedanken, Unruhe, Körpergrenzen) überdeckt.

### ■ Integration in den Alltag

Damit Meditation keine Übung für eine isolierte Zeit am Tag bleibt, sollte man die meditative Ruhe auf den Alltag ausdehnen: dies gelingt, wenn Achtsamkeit und Entschleunigung in alltägliche Handlungen integriert werden, zum Beispiel durch achtsames Gehen, achtsames Essen oder andere Tätigkeiten in Achtsamkeit oder indem man Wartezeiten nutzt, um bewusst ein und aus zu atmen, wie an der roten Ampel oder in der Einkaufsschlange. Auch kann man den Morgen beim Aufwachen mit einigen bewussten Atemzügen beginnen, den Tag begrüßen und seinem Herzen zulächeln. Die Haltung eines achtsamen Beobachters durchdringt so mit der Zeit das alltägliche Bewusstsein und zentriert den Geist in der Geschäftigkeit des Alltags. Eine wunderbare und effektive Möglichkeit des Innehaltens können uns die Klingeltöne unserer Alltagswelten werden. „Glocken der Achtsamkeit" nennt sie der Zen-Lehrer Thich Nhat Hanh. Er empfiehlt, wann immer wir Kirchenglocken oder das Läuten eines Telefons hören, einen Moment der Ruhe einkehren zu lassen, alle Tätigkeit zu unterbrechen und für ein paar tiefe Atemzüge inne zu halten.

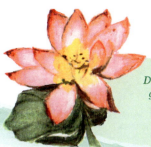

*Du Mensch bist zwischen Licht und Finsternis gestellt. Liebe die Erde. In einen leuchtenden Edelstein verwandle die Pflanzen, verwandle die Tiere, verwandle dich selbst.*
*Persisches Sprichwort*

# Der Klang des Körpers: Die Atem-Klang-Räume

Atem und Bewegung sind zwei naturgegebene Elemente, die im partnerschaftlichen Miteinander agieren. Die Bewegung lockt den Atem, der Atem füllt die Bewegung und lässt eine eigene Bewegung entstehen. Einerseits bestimmt die Bewegung den Atem, da dieser sich an die Bewegung angleicht, sich in sie hineinschmiegt. Andererseits besitzt der Atem selbst eine eigene Bewegung. Wie eine körperliche Bewegung so gibt es auch eine Atembewegung. Wir können deutlich spüren, wie sich mit der Einatmung die Körperwände ausdehnen und wie sie mit der Ausatmung wieder zurück schwingen. Diese Atembewegung entsteht aus dem Inneren unseres Körpers. Jeder Mensch besitzt seinen ihm eigenen Atemrhythmus, der aus der Ganzheit von Körper-Seele-Geist entsteht und eine wesenhafte Ausstrahlung besitzt. „Gespeist aus den Gesetzmäßigkeiten des unbewussten Atmens empfangen, erlebt, erfahren von einem Bewusstsein, das nicht befiehlt, sondern sich in Hingabe übt, offenbart sich dieser Atem als Leitseil, das uns in keiner Minute während des Abenteuers Leben im Stich läßt. Die beiden Seelenkräfte Hingabe und Achtsamkeit stützen die Erscheinung und die Kraft des Erfahrbaren Atems".[20]

Im menschlichen Körper sind **drei große Atemräume** zu unterscheiden: der untere Raum, der mittlere Raum und der obere Raum. Der **untere Atemraum** umfasst den Beckenraum bis zu den Füßen und schließt Kreuzbein, Beckenboden und Beckenschaufeln mit ein. Er ist der Raum der Lebenskraft, des Wurzelhaften,

[20] Ilse Middendorf, Der erfahrbare Atem. Eine Atemlehre, Paderborn 1995, S. 28

der lebt aus der Erdkraft. Er ist das Fundament für das In-Erscheinung-Treten des Menschen in der Welt. Seine Kraft entwickelt der untere Raum aus einem **aufsteigenden Aus-Atem**, der vom Kreuzbein aus alle Körperräume speist.

Der **mittlere Atem-Raum** umfasst die Region vom Nabel bis zur Mitte des Brustkorbes, wo auch das Zwerchfell liegt. Das Zwerchfell verbindet wie eine Art Segel die zwei Körperpole oben und unten sowie rechts und links. Das Zwerchfell gilt auch als Sitz der Seele. Der mittlere Raum steht für den Sammelpunkt unserer Wesenskräfte. Er ist der Raum der Ruhe, Gelassenheit und Kraft. Sein Raum bildet die Grundlage für wohllautendes Sprechen und für den freien Klang unserer Stimme. Er ist die Stätte des **horizontalen Atems**: das heißt in der Einatmung weiten sich die Rippen in der Horizontalen und in der Ausatmung schwingt die Kraft wieder dem Körper-Innenraum zu.

Der **obere Atem-Raum** umfasst Schultergürtel, Hals, Kopf und Arme und hat gemäß der Lunge ein geringes Volumen, dafür jedoch eine dichte Qualität. Er empfindet zart, fein und sanft und besitzt eine zentrale Bedeutung für alle menschlichen Sinne, das Gehirn und die geistig-seelischen Bewusstseinskräfte. Seine eigentliche Kraft entfaltet der obere Raum in der **absteigenden Atemkraft**: der Ausatem lässt sich im Körper nieder und die im oberen Atemraum entstehende Kraft des Einatems rieselt mit dem Ausatmen dem unterem Körperraum entgegen und breitet sich dort aus.

**Wie entsteht nun das Tönen aus dem inneren Raum?**

Eine Form im Umgang mit dem Atem und mit dem Empfinden der Atembewegung ist das Tönen von Vokalen. Dies kann auf zweierlei Weise geschehen. Zum einen tönt man mit dem natürlichen Strom des Ausatems hörbar die Vokale a, e, i, u, o oder man lässt diese mit dem Einatem lautlos, schweigend nach innen strömen.

Jede Vokalschwingung hat ihren jeweils eigenen Atemraum im Körper. Um diesen zu spüren, ist es notwendig, dass der Atem nicht willentlich gesteuert wird, sondern man ihn im eigenen Rhythmus kommen und gehen lässt. Die Voraussetzung ist, in gesammelter Achtsamkeit das Singen eines Vokals auszuführen und sich auf das Erspüren der Atembewegung einzulassen. Der mit einem Laut verbundene Atem besitzt eine spezifische Atembewegung und einen eigenen Atemraum.

**Die Stammsitze der Vokale lassen sich wie folgt benennen:**
- u sitzt im Beckenraum
- a sitzt im ganzen Körperraum
- o sitzt im Rumpf
- i sitzt im Schultergürtel, Hals- und Kopfraum
- e sitzt in den Flanken

Mit dem Einatem formt der im Körperinnern schweigend getönte Vokal eine Atembewegung und bildet gleichzeitig einen Raum, der dem Charakter des jeweiligen Vokals entspricht. Die inneren Klänge werden also verleiblicht und der Körper wird von ihnen durchdrungen. Die Vokalraum-Arbeit fördert die Durchlässigkeit der Körperwände und steigert die Empfindsamkeit und das Unterscheidungsvermögen.

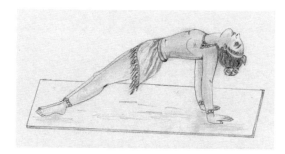

Die schiefe Ebene

Im Unterschied zur stillen Vokalraum-Arbeit tritt mit dem hörbaren Tönen der Klang nach außen. Dies geschieht mit dem Ausatem. Als Klang oder Silbe tritt der Vokal ins Außen und seine Resonanz breitet sich über den inneren Vokalraum und seine Konturen hinweg aus. Entscheidend ist, dass die Stimmbänder von jedem Druck frei bleiben. Dazu darf der Atem nicht willentlich beeinflusst oder bewusst verlängert werden. Es geht darum, den eigenen Atemrhythmus zu spüren und zuzulassen und ihm die Töne und Klänge ohne Spannung anzuvertrauen.

Entscheidend ist auch die **Ton-Lage**, in der ein Klang erzeugt wird. Je nach Form - schweigend oder lautbar - übt die gewählte Tonart einen eigenen Einfluss aus.

Ein Ton in der Mittellage wirkt sich im mittleren Körperraum aus. Ein Ton in der unteren Lage belebt den unteren Raum und ein Ton in der hohen Lage ruft eine Atembewegung im oberen Raum hervor.

Erweitert werden kann die Vokalraumarbeit durch die Hinzunahme von **Konsonanten**. Konsonanten besitzen allerdings im Unterschied zu den Vokalen keine spezifischen Atembewegungsräume, sondern wirken auf den Körper insgesamt. Sie besitzen die Eigenschaften zu zentrieren, zu verbinden, zu lösen und anzuregen.[21] In der Zusammensetzung von Vokalen und Konsonanten kann man über variierte Laute unterschiedliche Wirkungen erzeugen. Jede einzelne Zusammenstellung von Silben hat ihre eigene Resonanz.

**Die Wirkungsweisen der Konsonanten**
**F** = wirkt kräftigend auf den Beckenboden
**H** = verstärkt alle Vokalräume
**L** = wirkt lösend auf den Beckenboden
**M** = lässt alle Zellflüssigkeiten vibrieren
**N** = belebt den Schultergürtel, die Augen und das Gehirn
**S, Z, C** = wirken auf Bauchraum und Nabelzentrum
**P, T, K** = wirken im Rippenkorb und auf das Zwerchfell
**B, D, G** = wirken ebenfalls im Rippenkorb und auf das Zwerchfell
**W, V** = wirken nach außen strebend auf die Körperwände
**Q** = wirkt auf Becken- und Nabelzentrum
**R** = verbindet Kehle und Beckenboden
**Y** = wirkt auf oberen Rücken, Achselhöhlen und Brustbein

Ähnlich wirkt sich beim **Mantra-Singen** die Lautschwingung, die vom Atem getragen wird, auf Körper und Seele aus – unabhängig davon, ob man ihren Wortinhalt zu übersetzen weiß. Mantras sind Klangschwingungen, die eine verwandelnde Kraft auf das Bewusstsein ausüben. Mantras wurden ursprünglich von den Weisen im Himalaya empfangen und an ihre Schüler weitergegeben. Sie können ebenso wie das Vokal-Raum-Tönen zur Harmonisierung des Körpers oder als Vorbereitung zur **Meditation** gesungen werden.

[21] ebd., S. 63-71

Grundsätzlich lässt sich sagen: **Tönen und Singen tun Körper und Seele gut.** Stress, Verspannungen oder Gemütsverstimmungen lösen sich auf im Erklingen lassen von Tönen und Liedern. Es geht um die reine Freude des Singens, ohne Noten und ohne Tonleitern! Es erklingt der Ton des eigenen Körpers, des eigenen Seins.

**Der Klang des Körpers entfaltet sich durch**
- einen lautbaren Atem
- durch das Tönen von Vokalen und Konsonanten
- durch das Singen oder Rezitieren von Mantras
- durch den reinen Klang der eigenen Stimme

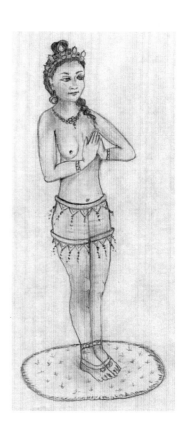

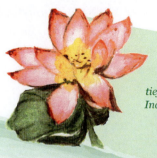

*Wenn du singst, kommst du mit deiner Freude in Berührung, die auf dem Grund deiner Seele ist. Jedes Lied drückt unsere tiefste Sehnsucht aus, zu lieben und geliebt zu werden. Indem wir singen wird nicht nur unsere Liebe hörbar, sondern auch die Stille. Singen ist ein Weg nach innen, in den inneren Raum der Stille, in das innerste Geheimnis der Seele.*
*Augustinus/ Anselm Grün*

# Mantra singen

Heilsame Gesänge existieren in allen Kulturen, seien es christliche Kirchenlieder, indianische Gesänge oder Rhythmen der Naturvölker. Die Sprache der mantras, der heiligen Gesänge Indiens, ist das **Sanskrit**, welches vergleichbar ist mit unserem Latein, in dem ursprünglich die heiligen Messen des Christentums gehalten wurden.

Mantras sind Worte oder Silbenverbindungen, denen eine tiefe Kraft innewohnt. Es heißt, dass ihre Sprache den weisen Yogis in tiefer Meditation übermittelt wurde. Sanskrit gilt als die Sprache der Götter und sein Klang ist so rein, dass er der Urschwingung auf der telepathischen Ebene nahe kommt. Mantras existieren in Form von längeren Versen, von kurzen Silben oder einzelnen Worten. Im Kapitel über die cakras sind zum Beispiel Silben genannt, die die einzelnen Energiezentren anregen. Beim Tönen von bija-mantras (Keim-Silben) kann man zusätzlich die Hände auf den jeweiligen Körperraum auflegen oder bewusst in diesen Raum hinein atmen und so die Kraft der Klänge intensivieren.

Damit mantras ihre **Wirkung** voll entfalten können, ist eine exakte Aussprache notwendig. „Der Yoga betrachtet die Sprache als höchste Ausprägung des Menschen, denn Worte stellen den am direktesten wahrnehmbaren Teil seiner Energie-Vibration dar. Von daher hat er eine eigenständige Lehre von der Stimme entwickelt, die Lehre der mantras."²² Den Inhalt der gesungen Sanskrit-Verse zu kennen ist hilfreich, um sich auch auf der geistigen Ebene mit ihrer Bedeutung zu verbinden. Es ist aber nicht zwingend notwendig, da schon dem reinen Klang des Sanskrits eine heilsame und bewusstseinserweiternde Wirkung nachgesagt wird.

Beim Rezitieren von mantras wirkt sich die **Lautschwingung**, die vom Atem getragen wird, auf Körper und Seele aus. Die gesprochenen oder gesungenen Sanskritsilben versetzen das Bewusstsein in einen höheren Seinszustand. Sie dienen zur Sammlung des Geistes und zur Meditation. Nach einem kraftvollen Tönen entsteht ein Lauschen auf die Stille danach.

Entscheidend ist auch die **Tonlage**, in der ein mantra erzeugt wird. Höhere Tonlagen wirken eher belebend und sprechen den oberen Körperraum und Kopfbereich an, während tiefere Tonlagen beruhigend wirken und in den unteren Körperraum und Bauchraum wirken. Ebenso kann die Lautstärke variieren von laut zu leise und von leise zu laut. Leise Klänge wirken ausgleichend, laute Klänge kräftigend.

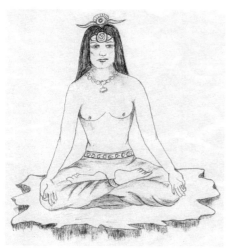

Siva

Das **Tönen** von mantras kann auf verschiedene Weise geschehen. Zum einen in der lautlosen Rezitation, die auf die Köperschwingungen und auf die Bewegungen des Geistes wirkt. Bei dem lautbaren Erklingen eines mantras tritt der Ton nach außen und breitet sich aus, noch über den im Einatem entstandenen inneren Raum hinweg. Unser Körper, wie unser seelisches Empfinden werden von den stillen oder klangvollen Tönen intensiv berührt und es stellt sich eine harmonisierende Kraft ein.

²² Tatzky, Boris / Trökes, Anna / Pinter-Neise, Jutta ( Hrsg.): Theorie und Praxis des Hatha-Yoga, S. 17

„OM BHU BHUVAH SVAH TAT SAVITUR VARENYAM
BHARGO DEVASYA DHIMAHI DHIYO YO NAH PRACODAYAT"
„OM, Erde, Luftraum, Himmel. Wir konzentrieren uns auf den segenspendenden Glanz des Gottes Savitur. Er möge unsere Konzentration befruchten."[22]

Das **Gayatri-Mantra** ist eines der zentralen mantras im Yoga. Es entstammt den alten Schriften der Veden und ist eine Anrufung der kosmischen Kräfte, mit denen wir uns über das Tönen verbinden können. „Es ruft den Gott des Lichts an, aus dem die Erde, der Raum und der Himmel erschaffen wurden. Dieses mantra ist eine Lobpreisung und gleichzeitig die inständige Bitte um Erleuchtung. Der Mensch bittet den Herrn des Lichtes, sich ihm zu offenbaren."[23]

**Die speziellen Wirkungen, des lautlosen wie des lautbaren Rezitierens des Gayatri-Mantra lassen sich wie folgt zusammenfassen**
- in der wiederholten Rezitation kommt der Geist zur Ruhe und ein Gefühl der inneren Zentrierung stellt sich einw
- es entsteht ein Gefühl von Weite in den Körperräumen, speziell im Herzraum
- die Empfindung von lächelnder Leichtigkeit erfüllt das Innere
- das Gefühl von Helligkeit / Licht erfüllt zunehmend den ganzen Körper
- ein wohliges, lichtes Rieseln breitet sich in den Zellflüssigkeiten aus
- es entsteht ein zunehmendes Verschmelzen mit dem reinen Klang, in dem alle Gedankenströme sich auflösen

Neben dem Gayatri gibt es zahlreiche andere heilige Verse für das Mantra-Singen, wie OM Shanti OM, die Bitte um Frieden, oder OM Shiva OM, die Anrufung der Lebenskraft.

Viele Menschen empfinden Freude und Leichtigkeit, wenn sie zu singen beginnen oder schöne Musik hören. Oft besteht jedoch eine Scheu davor, befreit zu singen, da viele befürchten, nicht singen zu können oder unmusikalisch zu sein. Das Schöne und Besondere beim Tönen von mantras ist jedoch, dass es keiner Tonleiter oder Notenkenntnis bedarf. Mantras haben keine festen Melodien, sondern können auf die Weise gesungen werden, wie es dem Einzelnen entspricht. So gibt

[23] ebd., S. 276
[24] ebd., S. 275

es eine Vielzahl von Interpretationen gerade der bekannteren mantras, wie dem Gayatri-Mantra. Es ist eine wunderbare Erfahrung, sich dem **Klang der eigenen Stimme** anzuvertrauen und den eigenen Körper als Resonanzraum zu erleben. Es geht darum, sich der Freude am Klang hinzugeben und zu spüren, wie das Singen von mantras uns entspannt, unser Herz öffnet und uns Kraft schenkt.

Auch Lieder aus anderen Kulturen oder heilige Gesänge aus dem Christentum können auf diese freudige und heilsame Weise gesungen werden. „Singen ist gesund" heißt es schon in einer alten Volksweisheit. Deshalb sollten wir im Alltag immer mal wieder summen, Töne erklingen lassen oder uns Zeit nehmen für Lieder, die uns erfreuen. Auf diese Art können wir jederzeit unserem Atem, Körper, Geist und Gemüt Gutes zu tun.

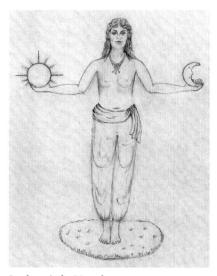

Der kosmische Mensch

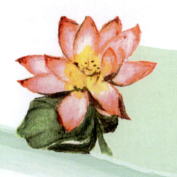

> *Musik ist die Gleichzeitigkeit des Gegensätzlichen. Da wird alles eins: Himmel und Erde, Gott und Mensch, Licht und Dunkel, Freude und Leid, Sehnsucht und Erfüllung. Gott ist das Zusammenfallen der Gegensätze und in der Musik wird Gott hörbar.*
> Sergiu Cellibidache (rumänischer Dirigent)

# Die Bedeutung des OM

Das im Westen bekannteste und am häufigsten praktizierte Mantra ist die Silbe OM. Die Philosophie und Bedeutung des Urlautes OM ist beschrieben in den klassischen Upanisaden. Ihnen zugrunde liegt das Verständnis der Einheit von der menschlichen Seele (atman) und der göttlichen Weltenseele (brahman). OM umfasst als Urklang alle Aspekte des Göttlichen. Es beinhaltet das ganze Universum und alle darin enthaltenen kosmischen Aspekte.[25]

OM ist ein heilsamer Laut, der in seinen Schwingungen dem Klang der Erde und dem Klang unserer Körperzellen entspricht. Das Tönen des OM wirkt harmonisierend und kräftigend auf Körper und Geist und es besitzt sowohl eine physische wie auch eine feinstoffliche Wirkung. Patanjali beschreibt OM als eine mögliche Hilfe, um Hindernisse aus dem Weg zu räumen und so cittas-vrtti-nirodha, also das Zur-Ruhe-Kommen der Gedanken, zu erlangen.

OM wird als heiliger Laut zur Verehrung einer Gottheit getönt, ähnlich dem christlichen Amen. Sowohl die Bibel wie die Schriften der Yoga-Philosophie beschreiben die tiefere Bedeutung des OM. In der Bhagavadgita benennt Krishna OM als eine seiner Erscheinungsformen: „unter den Worten bin Ich die eine Silbe OM".[26] Und Jesus sagt: „Im Anfang war das Wort und das Wort war bei Gott und

---

[25] Wolz-Gottwald, Eckhard: Yoga-Philosophie-Atlas, S. 63
[26] Yogananda, Paramahansa: Der Yoga der Bhagavadgita, Self-Realisation Fellowsip, 2008, S. 136

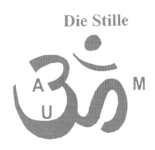

**Die Stille**

Gott war das Wort".[27] OM ist also auch ein Symbol der göttlichen Energie, die als Klang in Erscheinung tritt.

OM beinhaltet in seiner **Lautsprache AUM** drei Qualitäten unseres Bewusstseins: Die Wachheit (A), das Traumbewusstsein (U), die Stille im Geist/Tiefschlaf (M). Die vierte unhörbare Qualität ist die absolute Stille nach dem Klang und die Gedankenleere im Geist. Dieser vierte, unhörbare Aspekt ist die Verschmelzung mit dem Transzendenten, dem Göttlichen.

**Die Wirkungen, die mit dem Tönen des Lautes OM zu erfahren sind, lassen sich wie folgt zusammenfassen**
- OM am Anfang und am Ende der Yogapraxis getönt unterstützt die innere Ausrichtung und Sammlung des Geistes.
- OM aus dem Bauchraum getönt wirkt beruhigend, in die Tiefe führend, den Bauchatem vertiefend.
- OM aus dem Herzraum getönt klingt hell und leicht, macht frisch und unbeschwert, lässt ein inneres Lächeln entstehen.
- OM erzeugt ein inneres Vibrieren, welches sich harmonisierend im Körper ausbreitet.
- Im OM Klang entsteht Zentrierung und ein tiefes Ruhen in sich selbst.
- OM bringt ein Gefühl des tiefen Schwingens aus dem Innern mit sich, das die Grenzen des Körpers überschreitet.

---

[27] Bibel, Johannes Evangelium, S. 95

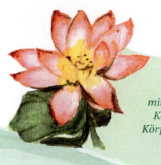

> *Du musst dich um deinen Körper kümmern und ihn so mit Respekt behandeln, wie dies Musiker mit ihren Instrumenten tun. Indem wir uns mit unseren Körperteilen in Verbindung setzen, lernen wir unseren Körper kennen und verstehen. Der Friede und die Freude unseres Körpers sind nichts anderes als unser eigener Friede, unsere eigene Freude.*
>
> Thich Nhat Hanh

# Ein Ausflug in die Anatomie

Für die eigene Übungspraxis ist es wichtig, einige grundlegende physiologische Aspekte und Zusammenhänge zu kennen, um diese beachten zu können. Die folgenden Ausführungen greifen deshalb zentrale körperliche Funktionen und häufig verbreitete körperliche Symptome und Risiken auf. Dies dient dazu, dass auch der Laie die Zusammenhänge zwischen der Yoga-Praxis und seiner eigenen körperlichen Verfassung berücksichtigen kann.

## Der Vorgang der Atmung

Die natürliche Atmung umfasst alle Vorgänge, die bei der Aufnahme von Sauerstoff aus der Luft sowie bei der Abgabe von Kohlendioxid beteiligt sind. Es können bei der Atmung **drei Arten** unterschieden werden:

Als erstes gibt es die **äußere Atmung**. Sie umfasst den **Gasaustausch** zwischen der Luft und dem Lungengewebe. Beim Einatmen wird der Brustkorb gehoben und erweitert. Dadurch entfaltet sich die Lunge und füllt sich mit Luft. Beim Ausatmen verkleinert sich der Brustkorb und das Zwerchfell wölbt sich nach oben sodass die Luft entweicht. Dabei zieht sich die Lunge wieder zusammen.

Als zweites gibt es die **innere Atmung**. Sie umfasst den **Gastransport** durch die Körperflüssigkeit und durch die Aufnahme des Sauerstoffs in die Zelle bzw. die Abgabe des Kohlendioxids aus der Zelle. Die innere Atmung besteht also im An- bzw. Abtransport von Sauerstoff und Kohlendioxid mit dem Blut zu bzw. von den Körperzellen. Dabei nehmen die Zellen den Sauerstoff aus dem Blut auf und geben Kohlendioxid an das Blut ab.

Und als drittes gibt es die **Zellatmung**. Sie beruht auf biochemischen Reaktionen im Inneren der Zellen.

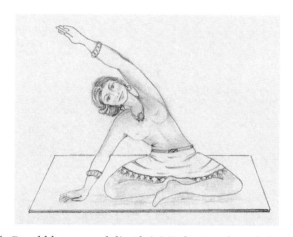

Die Atmung ist ein **muskulärer Vorgang**: Die Ein-atmung bedeutet eine Dehnung der Muskulatur zwischen den Rippen sowie der Bauchmuskulatur und damit ein Anheben des Brustkorbs. Die Ausatmung geht mit dem Nachlassen der Muskelspannung einher. Der Brustkorb sinkt zurück. Die Entspannung der **Zwerchfellmuskeln** erzeugt einen Sog, der die Durchblutung und die Aktivität der Bauchmuskeln anregt. Die Zwerchfellatmung (auch Bauchatmung genannt) ist die Atmung in Ruhe. Das **Ausatmen** ist ein passiver Vorgang für Zwerchfell, Lunge und Luft. Die vorher angespannte Zwerchfellmuskulatur entspannt sich. Die vorher gedehnte Lunge schrumpft wieder auf ihre ursprüngliche Größe zusammen. Dabei entweicht die Luft automatisch aus der Lunge über die Nase oder durch den Mund. Beim **Einatmen** flacht sich die bis dahin hochgewölbte Zwerchfellkuppel durch aktives Zusammenziehen der Muskulatur ab. Dadurch wird der Brustraum größer, zunächst auf Kosten des Bauchraums. Da die Eingeweide im Bauchraum nicht beliebig zusammengedrückt werden können, drängen sie nach vorne und wölben den Bauch vor. So entsteht das Heben und Senken der Bauchdecke. Zwischen dem Vorgang der Einatmung und dem der Ausatmung herrschen natürliche **Atempausen**, in denen der Atemvorgang für einen Moment innehält. Diese Pausen nennt man nach der Einatmung Atemfülle und nach der Ausatmung Atemleere.

Das Zwerchfell ist bei all dem der wichtigste Atemmuskel, weil er bei richtiger Atmung 80% des Atemvolumens bewirkt. Bei einer guten Zwerchfellatmung werden auch die seitlichen Rippenmuskeln bewegt. Die unteren Rippen werden auseinander gezogen, so dass sich der Brustraum erweitert. Diese Form der Atmung nennt man **Flankenatmung**. Sie weitet neben den Flanken auch den unteren Rücken.

**Wir unterscheiden drei Arten von Atemvorgängen**
1. die äußere Atmung
2. die innere Atmung
3. die Zellatmung

**Wir unterscheiden vier Phasen des natürlichen Atemvorgangs**
1. die Einatmung
2. die Ruhepause nach der Einatmung (Atemfülle)
3. die Ausatmung
4. die Ruhepause nach der Ausatmung (Atemleere)

**Wir unterscheiden zwei wesentliche Atemformen**
1. die Bauchatmung bzw. Zwerchfellatmung
2. die Flankenatmung

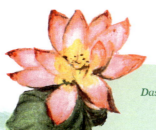

*Das Geheimnis des Lebens besteht nicht darin,  
dass du alles hast, was du willst,  
sondern dass du alles willst, was du hast.*  
N.D. Walsch

# Atmung und Organe

Wenn wir unsere Aufmerksamkeit den unterhalb des Zwerchfells liegenden Organen zuwenden, entdecken wir einen bedeutenden Zusammenhang zwischen der Atembewegung und deren Auswirkung auf die Organe.

Der **Magen** beispielsweise macht die durch die Atmung bedingten Auf- und Abwärtsbewegungen des Zwerchfells mit. In der Einatemphase erhöht das sich abflachende Zwerchfell den Druck auf den Magen. Dieser Druck löst einen Dehnungsreiz an der Magenbasis aus. Diese Muskelbewegung des Magens ist für das Mischen der Speisen von besonderer Bedeutung. Die Ausatemphase, in der die Bauchmuskeln sich zusammenziehen und es zu einer Verschmälerung des Bauchraums kommt, ist für die Füllung und Entleerung des Mageninhalts entscheidend. So erfolgen das Einlagern und das Austreiben von Speisen ausschließlich während der Ausatmung.

Auch die **Darmbewegungen** erfahren eine Unterstützung durch die Atmung. Die rhythmischen Bewegungen des Zwerchfells übertragen sich auf Dünn- und Dickdarm. Sie fördern den Verdauungsprozess, wirken einer Stuhlverstopfung entgegen und sorgen mit für die Durchblutung der Darm- und Bauchgefäße. Mit jedem tiefen Atemzug wird eine Bewegung auf die Bauchorgane ausgeübt, was die Verdauung fördert und Störungen ausgleichen kann. Für die **Gallenblase** und ihre für die Verdauung wichtige Flüssigkeit erweist sich der Atemdruck ebenfalls als sehr hilfreich. Da im Gallengang aktive Muskelelemente fehlen, sorgt stattdessen der von der Zwerchfellbewegung erzeugte Druck für die Entleerung der Galle. Dies zeigt, dass unsere Atmung und unsere **Bauchorgane** in enger Verbindung zueinander stehen und eine gute Atmung eine heilsame und ausgleichende Wirkung auf die inneren Organe und Organfunktionen ausübt.

Mit regelmäßig praktizierten Atemübungen kann man die verschiedenen Teile des Verdauungssystems anregen. Gleichmäßige Zwerchfellbewegungen wirken sich zudem positiv auf das **vegetative Nervensystem** des Körpers aus, das im Bereich des Nabelzentrums (Sonnengeflecht) sitzt. Dieses wird auch Bauchgehirn genannt, da es eine vergleichbare Schaltzentrale darstellt, wie unser Kopfgehirn. Eine gute Atmung bedeutet somit eine Kräftigung für unser vegetatives wie physisches System und ist eine wunderbare **Organ-Selbst-Massage**, die sich täglich von allein ereignet.

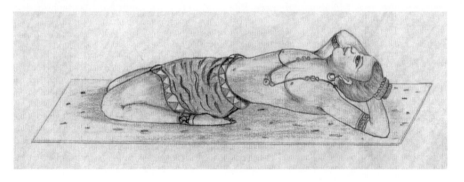

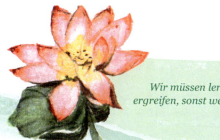

*Wir müssen lernen, genauso leicht loszulassen, wie wir ergreifen, sonst werden wir feststellen, dass unsere Hände voll sind und unser Bewusstsein leer.*
*Leo Buscaglia*

# Die Atmung und das Herz-Kreislauf-System

Das Herz des Menschen ist ein Hohlmuskel, der unmittelbar hinter dem Brustbein liegt. Es besteht aus einer linken und einer rechten Hälfte. Jede dieser beiden, durch eine Scheidewand getrennten, Herzhälften hat einen kleineren Vorhof und eine größere Kammer. Zwischen Vorhof und Kammer sowie am Ausgang der Kammern befindet sich je eine Herzklappe zur Steuerung des Blutflusses. Man unterscheidet hinsichtlich des Blutkreislaufes zwei zentrale Ströme, die das Herz als Doppelpumpe anregt.

Der **große Körperkreislauf**: Das in der Lunge mit Sauerstoff angereicherte Blut gelangt in den linken Vorhof und von dort in die linke Herzkammer. Durch ein Zusammenziehen der Herzkammer wird das Blut durch die Aorta in die Arterien gepumpt und in den Körper transportiert. Über die Kapillare erfolgen die Abgabe von Sauerstoff und Nährstoffen und die Aufnahme von Kohlendioxid und Schlackstoffen. Danach wird das sauerstoffarme Blut in den Venen zum Herzen zurücktransportiert. Wenn das Blut über den rechten Vorhof in die rechte Herzkammer gelangt, endet der große Körperkreislauf.

Der **kleine Lungenkreislauf**: Der rechte Vorhof nimmt das aus dem Körper stammende sauerstoffarme Blut auf und leitet es in die rechte Herzkammer. Diese pumpt es durch die Lungenarterie in die Lunge. Hier vollziehen sich die Aufnahme von Sauerstoff und die Abgabe von Kohlendioxid. Das sauerstoffangereicherte Blut gelangt über die Lungenvene in den linken Vorhof und die linke Herzkammer. Hier endet der Lungenkreislauf und der große Körperkreislauf beginnt.

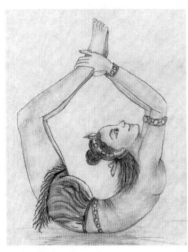

Der Bogen

Auch im Bezug auf den **Herz-Kreis-Lauf** kommt dem Zwerchfell eine wesentliche Bedeutung zu: Durch die Bewegungen des Zwerchfells wird die verbrauchte Luft aus den Lungen gepresst und neue, sauerstoffreichere Luft fließt ein und stärkt den ganzen Körper. Dies bewirkt eine Erleichterung der Herztätigkeit und des Blutkreislaufs. Das Herz ruht mit einem breiten Streifen seiner rechten Herzkammer und mit einem Teil seiner linken Kammer auf dem Zwerchfell. Die rechte Herzhälfte macht die Zwerchfellbewegungen mit. Durch die Abflachung des Zwerchfells beim Einatmen bewegt sich auch das Herz weiter nach unten und wird dadurch größer und länger, so dass es mehr Blut aus den Venen aufnehmen kann. Durch die Wölbung beim Ausatmen wird es wieder in seine ursprüngliche Lage gedrückt, was die Herztätigkeit erleichtert.

Wer also seinen Atem im Sinne einer vermehrten Zwerchfellaktivität regulieren kann, besitzt ein gutes Instrument zur Steigerung der körperlichen Versorgung und zur Kräftigung des Herzens.[28]

**Wir unterscheiden verschiedene Körperkreisläufe**
- den großen Körperkreislauf
- den kleinen Lungenkreislauf
- den Herz-Kreis-Lauf

[28] BDY (Hrsg.): Medizinische Grundlagen, zusammengestellt von Petra Pramschiefer, 1996, S. 53

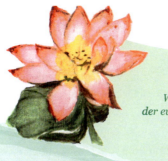

*Ob siebzig oder siebzehn, im Herzen eines jeden Menschen wohnt die Sehnsucht nach dem Wunderbaren, das erhebende Staunen beim Anblick der ewigen Sterne und der ewigen Gedanken und Dinge, das furchtbare Wagnis, die unersättliche kindliche Spannung, was der nächste Tag bringen möge, die ausgelassene Freude und Lebenslust.*
*Albert Schweizer*

# Aufbau und Funktion der Wirbelsäule

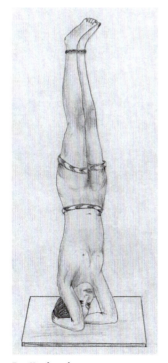

Der Kopfstand

Die menschliche Wirbelsäule hat eine Reihe von Aufgaben: Sie trägt das Gewicht von Kopf, Hals, Rumpf und Armen und erfüllt eine wichtige Haltefunktion. Zudem ermöglicht sie dem Körper, Bewegungen in alle Richtungen auszuführen und verbindet als mittlere Längsachse verschiedene Skelett-Teile miteinander (Kopf, Brustkorb, das Becken, Arme und Beine).

Man unterteilt die Wirbelsäule in drei bewegliche **Abschnitte** und in einen (den untersten) unbeweglichen: Die Halswirbelsäule besteht aus den sieben Halswirbeln; ihre Aufgabe ist es, den Kopf zu tragen und zu bewegen. Die Brustwirbelsäule besteht aus den zwölf Brustwirbeln. Gemeinsam mit den Rippen und dem Brustkorb bildet sie den knöchernen Brustkorb. Die Lendenwirbelsäule besteht aus fünf Lendenwirbeln und stellt den Übergang zwischen Rumpf und Beckenring dar.

Das Kreuzbein besteht aus fünf verschmolzenen Wirbeln und ist als Fortsetzung der Lendenwirbelsäule zwischen die Beckenschaufeln eingelassen. Das Steißbein, als letzter Abschnitt, umfasst vier bis fünf Wirbel.

Der **gesamte Aufbau** der Wirbelsäule ermöglicht dem Menschen einen elastischen Gang. Er federt Stöße beim Gehen, Laufen und Springen ab und verhindert eine direkte Übertragung der Impulse von den Beinen auf den Kopf und auf das empfindliche Gehirn. An den Scheitelpunkten der Krümmungen ist die Wirbelsäule besonders gut beweglich. Die einzelnen Wirbel sind über verschiedene Bänder und kurze Muskeln miteinander verbunden. Längere Muskeln verspannen zudem die einzelnen Etagen der Wirbelsäule. Auch andere Teile des Skeletts, zum Beispiel die Schultern und das Becken, sind einbezogen in dieses Verspannungssystem, das wesentlich zur Stabilität der Wirbelsäule beiträgt. Zudem hat ihre Form auch eine stabilisierende Wirkung für den ganzen Körper: Das Körperlot läuft nah an der Wirbelsäule entlang durch das Becken bis zum Boden, ohne dabei große Hebelkräfte zu verursachen. Auf diese Weise erlangt die Wirbelsäule eine Grundstabilität bei gleichzeitiger Beweglichkeit und kann Stauchungen oder Stoßbelastungen abfedern.[29]

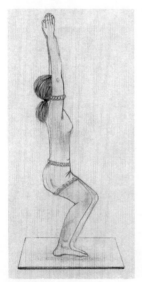

Der Berg

[29] ebd., S. 4-5

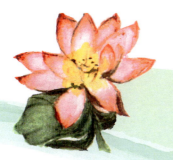

*Jeder Moment, an dem du glücklich bist
ist ein Geschenk an die Welt.*
Harry Palmer

# Die Aufgabe der Wirbelsäule in der Yoga-Praxis

Bezüglich der Wirbelsäule können vier **zentrale Bewegungen** unterschieden werden: die Beugung, die Streckung, die Drehung um die eigene Achse sowie die Seitwärtsbeuge. Im Folgenden werden anhand von Körperhaltungen drei dieser zentralen Bewegungen im Zusammenhang mit der Wirbelsäule näher beschrieben: eine Vorbeuge, eine Rückbeuge und eine Drehung. Dies soll dem Übenden ermöglichen, in seiner Yoga-Praxis wesentliche Aspekte der Bewegungen und deren mögliche Risiken zu berücksichtigen. Auch ist es gut zu wissen, welcher Körperbereich in welcher Dehnung besonders angesprochen wird, um dies in den Haltungen zu beachten. Die beschriebenen Beispiele benennen grundsätzliche Prinzipien, die auch für andere asanas in Vor- oder Rückbeugen sowie Drehungen gelten.

**Zu den Grundprinzipien der Haltungen**
- Vorbeugen: sind ausatembetont und dehnen die Rückseite des Körpers
- Rückbeugen: sind einatembetont und dehnen die Vorderseite des Körpers
- Drehungen: verkleinern die Atemräume und sind ordnende Bewegungen zur Körpermitte hin

## Zur Vorbeuge: Die Zange (pascimottanasana)

Das Wort **Vorbeuge** bezieht sich auf eine Beugung der Wirbelsäule im Bereich des Rumpfes, wo die Muskulatur des Rückens gedehnt wird und die Wirbelsäule gestreckt wird. In der klassischen Ausführung sind die Beine gestreckt, in einer leichteren Variante können die Knie gebeugt werden. Vorbeugen verkleinern den Atemraum. Zum einen über die Bewegung des Brustkorbs, indem die Rippen sich aufeinander zu bewegen und ihr Abstand sich verringert. Zum anderen drückt der Bauchraum auf das Zwerchfell, das sich dadurch nach oben schiebt. Diese zwei Bewegungen entsprechen dem Vorgang der Ausatmung.

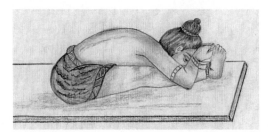
Die Zange

Vorbeugen sind also **ausatembetont**. In der Ausatmung wird die Dehnung des unteren Rückens angesprochen und die Einatmung hilft, den oberen Rücken wieder leicht aufzurichten, so dass dieser sich nicht zu sehr rundet. Diesen Zusammenhang kann man nutzen, um in der Haltung bewusst zum unteren Rücken auszuatmen mit der Vorstellung des Ausdehnens und bewusst zum oberen Rücken und zur Brustwirbelsäule einzuatmen mit der Vorstellung des sich Aufrichtens. Die Atembewegung und die Wirbelsäule sind also miteinander verbunden. Die Einatmung streckt die Wirbelsäule und richtet sie auf. Die Ausatmung führt sie in die Beugung.

In **pascimottanasana** dehnt sich vor allem die Muskulatur des unteren Rückens über das Gesäß bis in die Rückseite der Beine. In Verbindung mit der Ausatmung entsteht zudem eine Intensivierung im Bauchraum. Ferner dehnt jede Vorbeuge, ob aus der Stand- oder Sitzhaltung, alle elastischen Bänder, die die Wirbelsäule in ihrer Position halten. Die Bandscheiben werden nach hinten geschoben in Richtung Wirbelkanal, wo die Nervenstränge des Rückenmarks verlaufen. Eine gesunde Bandscheibe kann dies verkraften, bei einer angegriffenen Bandscheibe müssen leichtere Varianten eingenommen oder die Vorbeuge ganz vermieden werden.[29] Weitere Erläuterungen zur Haltung der Zange finden sich im Praxisteil unter den Grundprinzipien für die eigene Übungspraxis.

## Zur Rückbeuge: Die Cobra (bhujangasana)

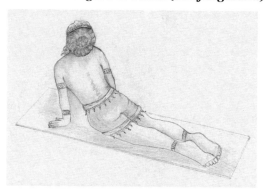

Die Cobra

**Rückbeugen** fallen den meisten Menschen aufgrund der lordotischen Krümmung in den Bereichen des unteren Rückens und des Nackens besonders leicht. Bei der Rückbeuge verlagert sich der Gallertkern der Bandscheiben weiter nach vorn und unterstützt so die Bewegung. Die Muskulatur des Rückens arbeitet in der Rückbeuge konzentrisch, um den Rücken zu strecken. Dabei ist darauf zu achten, dass die Lendenwirbelsäule nicht überstreckt. Auch wenn die ganze Wirbelsäule in der Rückbeuge angesprochen ist, liegt der Schwerpunkt im oberen Rücken, der mit Hilfe des Atems geweitet wird, so dass der Brustkorb sich ausdehnen kann.[31]

**Die Cobra** ist eine rückwärtsgebeugte Haltung aus der Bauchlage. Die Wirbelsäule wird aus der Kraft des Rückens gehoben und in zwei Richtungen verlängert, zum einen über das Steißbein hinaus nach unten und zum anderen über den letzten Halswirbel hinaus nach oben. Dies dehnt die Flanken und fördert die Stabilität der Wirbelsäule. Weitere Wirkungen der Cobra auf die Wirbelsäule sind die bewusste Wahrnehmung des gesamten Rückens, der Ausgleich eines Rundrückens und die Stärkung einer aufrechten Haltung. Rückbeugen sind **einatembetont**. Deshalb unterstützt es die Bewegung, wenn man bewusst mit dem Einatem in die Haltung hinein geht und in die Weite des Brustraums einatmet.[32] Weitere Erläuterungen zur Haltung der Cobra finden sich in dem Praxisteil „Yoga üben zuhause".

---

[30] vgl.: Dalman, Imogen / Soder, Martin (Hrsg.): Viveka, Nr.10, S. 31-32
[31] vgl.: Dalman, Imogen / Soder, Martin (Hrsg.): Viveka, Nr.1, S. 22-23
[32] Kaminoff, Leslie: Yoga Anatomie, Riva Verlag, 2007, S. 171-172

## Zur Drehung: Der Drehsitz (ardha matsyendrasana)

Der Drehsitz ist wohltuend für den Rücken und die ganze Wirbelsäule. Mittelpunkt ist der Bauchraum, der anders als in alltäglichen Drehbewegungen fixiert sein muss, damit eine **Drehung** innerhalb der Wirbelsäule schadensfrei möglich ist. Die Wirbelsäule braucht eine stabile Aufrichtung, um die Drehung des Rumpfes richtig auszuführen. Die Drehung wird von der Basis des Rumpfes begonnen, dann erst folgen Hals und Kopf. Nur wenn die Wirbelsäule gut aufgerichtet bleibt, übt die Drehung keinen zu großen Druck auf die sich gegeneinander drehenden Wirbel aus und die Belastung bleibt gleichmäßig verteilt. Der Stoffwechsel der Bandscheiben wird angeregt.

Die Ausgangsposition des **Drehsitzes** braucht Freiheit und Fixierung im Bauchraum, das Gewicht sollte gleichmäßig auf dem Gesäß ruhen und eine intensive Zwerchfellatmung möglich sein. Nacken und Schultern bleiben frei. Durch die Drehung werden Brustkorb und Bauchraum gegenläufig gedreht. Diese Drehung des Rumpfes verkleinert den **Atemraum**. Der Ausatem führt hier in die Drehung hinein, der Einatem wieder hinaus. Es sind also zwei wesentliche Aspekte, die der Drehsitz verbindet: die Aufrichtung der Wirbelsäule, unterstützt vom Einatem und die Drehung in der Wirbelsäule, unterstützt vom Ausatem. Wichtig ist, die Drehung zu beiden Körperseiten in gleichem Maße auszuführen, damit keine Dysbalancen entstehen. Drehungen sind ordnende Bewegungen, die durch ihre gleichmäßige Ausführung zu den Seiten und zur Körpermitte, das heißt zur Wirbelsäule und zum Bauchraum, führen. Zudem gilt die Beweglichkeit der Wirbelsäule auch als Sinnbild für die Flexibilität im Geist.[33]

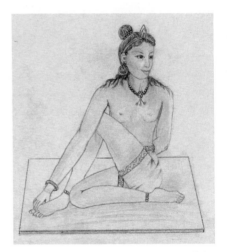

Der Drehsitz

**Weitere Übungsbeispiele und Beschreibungen von asanas finden sich im hinteren Praxisteil des Hatha-Yoga.**

[33] vgl.: Dalman, Imogen / Soder, Martin (Hrsg.): Viveka, Nr.23, S. 30-39

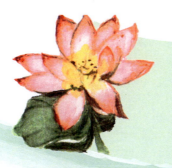

*Staune, dass du bist
erlebe die Welt als Wunder
jedes Blatt hat sein Geheimnis
jeder Grashalm bleibt ein Rätsel
verlerne das Staunen nicht
wenn man es dir eintrichtert,
wie normal und einfach alles sei.*
Günther Ullmann

# Rückenschmerzen wollen beachtet sein

Viele Menschen leiden heute an Rückenschmerzen und Verspannungen der Nacken- und Rückenmuskulatur. Dies ist häufig eins der Motive, um mit dem Üben von Yoga zu beginnen. Wichtig ist dabei, sich wesentlicher Aspekte bewusst zu sein, um vorhandene Beschwerden nicht durch eine falsche Übungspraxis zu verstärken. **Yoga richtig und angemessen** geübt, kann helfen, den Rücken zu stärken und Beschwerden zu lindern.

Als Rückenschmerzen werden Beschwerden im Bereich der Wirbelsäule bezeichnet. Es sind Beschwerden in der Hals-, Brust- oder Lendenwirbelsäule. Rückenschmerzen können unabhängig oder abhängig von Bewegung auftreten. Und man unterscheidet zwischen akuten und chronischen Rückenschmerzen. Die **Ursachen** für Rückenschmerzen sind vielfältig. Es gibt anatomische Strukturen, die diese Schmerzen verursachen können. In den meisten Fällen werden die Schmerzen durch muskuläre Verspannungen ausgelöst. Verhärtete Muskeln können auf die Nerven wirken, die an der Wirbelsäule austreten und in andere Bereiche ziehen und dort Schmerz auslösen. Das bedeutet, dass beispielsweise der Ischiasnerv gereizt wird und einen Schmerz im Bein verursacht. Durch den Schmerz wird eine Schonhaltung eingenommen und es kommt zu einem Teufelskreis, der die muskulären Verspannungen verstärkt.[34] Muskuläre Verspannungen entstehen auch durch Fehl- oder Überbelastung. Beispiele hierfür sind falsches Heben und Tragen sowie

[34] vgl.: Dalman, Imogen / Soder, Martin (Hrsg.): Viveka, Nr.10, S. 31-32

einseitige körperliche Arbeit. Oft spielen Mangel an Bewegung, eine überwiegend sitzende Tätigkeit oder Übergewicht eine Rolle. Auch Stress und psychische Probleme können Rückenschmerzen auslösen. Die dabei vorhandene Anspannung überträgt sich auf den Körper und lässt Muskeln verkrampfen.

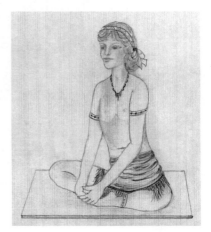

Der Schmetterling

Um Rückenschmerzen zu lindern oder zu beheben, hilft die (Wieder-) Aufnahme von Bewegung. Ruhe lindert die meisten Rückenschmerzen nicht, sondern verstärkt sie eher. Regelmäßige Bewegung als Ausgleich zu einseitigen Tätigkeiten ist notwendig, damit das muskuläre Gleichgewicht erhalten bzw. wiederhergestellt wird. Dazu können **gezielte Yogaübungen** praktiziert werden, um einzelne Gelenke der Wirbelsäule beweglicher zu machen, um Blockierungen oder Verspannungen zu lösen. Zudem sorgt **rückengerechtes Verhalten** im Alltag dafür, dass der Rücken nicht ständig einseitigen oder falschen Belastungen ausgesetzt ist. Hier kann Yoga helfen, ein gutes Körperbewusstsein aufzubauen.

Da der Körper Entspannung zur muskulären Balance benötigt, ist es sinnvoll, **Entspannungstechniken** wie Yoga nidra zu erlernen. Gegenindikationen von Haltungen müssen bezüglich der Beschwerden berücksichtigt werden. Bei Beschwerden in der Halswirbelsäule beispielsweise heißt dies, keine Haltungen einzunehmen, die die Halswirbelsäule belasten wie der Schulterstand oder Pflug.

Viele Yoga-Übungen helfen Beschwerden zu lindern. Aber es kann auch sein, dass eine Besserung nur kurzfristig eintritt und längerfristig Übungen die körperlichen Strukturen manifestieren, die für den Schmerz ursächlich sind. Dies gilt zum Beispiel für viele Vorwärtsbeugen, da Dehnung und Muskelanspannung hier oft gleichzeitig vorkommen. Dies kann den gereizten Muskel überfordern oder destabilisieren. So sollte jeder Betroffene seinem Körper und seinem Rücken gemäß üben und Yogahaltungen nur in einer ihm entsprechenden Weise ausführen. Das Wunderbare in der Yogapraxis ist, dass sie sich mit ihren vielen Variationsmöglichkeiten von Haltungen immer an die jeweilige körperliche Situation des Einzelnen anpassen lässt!

**Yogapraxis und Rückenschmerzen: Was gilt es zu beachten?**
- Bewegung tut gut
- angemessen, d.h. im Wohlbefinden üben
- für körperliche und mentale Entspannung sorgen
- Körperbewusstsein aufbauen für rückengerechte Bewegungen
- Kontraindikationen beachten

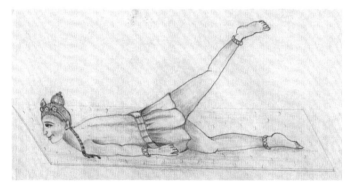

halbe Heuschrecke

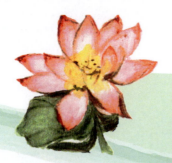

*Gesundheit hängt davon ab,
ob wir in Harmonie mit unserer Seele sind.
Edward Bach*

# Die Bandscheiben und ihre Bedeutung im Praktizieren von Yoga

Die Wirbelsäule ist keine starre Säule sondern eine Kette aus einzelnen Wirbeln. Diese Wirbel werden über dazwischen liegende Bandscheiben abgefedert und sind zudem über jeweils zwei seitliche Zwischenwirbelgelenke miteinander verbunden. In der menschlichen Wirbelsäule gibt es 23 Bandscheiben als Stoßdämpfer. Durch ihre Flexibilität ermöglichen sie die **Beweglichkeit** der Wirbelsäule. Zwischen dem Kopf, dem ersten und dem zweiten Halswirbel befinden sich keine Bandscheiben. Die Bandscheiben ermöglichen rotierende und seitliche Bewegungen der Wirbelkörper zueinander. Die Beweglichkeit wird durch den äußeren Faserring und verschiedene Bänder begrenzt.

Die wichtigste Aufgabe der Bandscheiben ist ihre **Pufferfunktion**. Sie verteilen den Druck, der auf der Wirbelsäule lastet. Eine Schlüsselrolle spielt dabei der Gallertkern, der zu ca. 80 Prozent aus Wasser besteht und als Wasserkissen zwischen den Wirbelkörpern fungiert. Bei Belastung verlieren die Bandscheiben Flüssigkeit und werden dünner, bei Entlastung nehmen sie Wasser und frische Nährstoffe auf und verdicken sich. Tagsüber wird ein Mensch aufgrund des Wasserverlustes der Bandscheiben etwa 1,5 bis 2,0 Zentimeter kleiner, nachts steckt er sich wieder. Bandscheiben müssen regelmäßig Flüssigkeit aufnehmen, damit sie ihre Elastizität behalten. Das können sie nur, wenn sich der Mensch bewegt, denn durch Bewegung wird die Bandscheibe be- und wieder entlastet. Bei Bewegungsmangel wird zu wenig Flüssigkeit in die

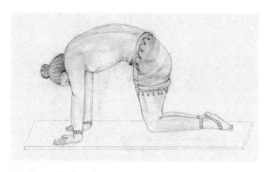

Die Katze (Variante)

Bandscheibe geleitet, sie wird rissig und der Knorpel wird nicht ausreichend ernährt.

Bei **Überlastung** steht die Bandscheibe unter zu starkem Druck und wird unterernährt. Im Alter verliert der Gallertkern zunehmend seine Elastizität. Er wird spröde und hält Belastungen nicht mehr so gut Stand. Wirken noch Haltungsfehler und falsche Bewegungen auf die Bandscheibe ein, verschleißt sie zunehmend, Spalten bilden sich und Rückenbeschwerden treten auf. Die häufigsten Gründe für Banscheiben- und Rückenprobleme sind dauernde (Fehl-)Belastungen und Verschleißerscheinungen. Dazu gehören häufiges Heben und Tragen schwerer Lasten, chronisch falsche Körperhaltungen beim Stehen, Sitzen und Liegen, häufige Erschütterungen oder Stauchungen.

In der **Yogapraxis** ist darauf zu achten, dass die Übungen dem jeweiligen Menschen und seiner körperlichen Verfassung angepasst werden. Körperliche sowie muskuläre Schwächen können durch gezielte Übungen gekräftigt oder ausgeglichen werden. Beeinträchtigungen, Kontraindikationen oder aktuelle Reizzustände müssen jedoch in jeder Praxis berücksichtigt werden. So sollte man sich nur soweit dehnen, solange ein schon bestehender Schmerz nicht verstärkt wird bzw. die Haltung keine Schmerzen verursacht. Generell sollten ruckartige Bewegungen vermieden werden, ebenso wie der schnelle Wechsel von einer fordernden Haltung in die nächste.

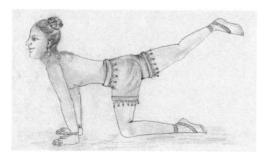

Die Katze (Variante)

Alle Übungen sollten achtsam durchgeführt werden und nicht überfordern. Wichtig ist, nach starken Vor-, Rückbeugen oder Drehungen Ausgleichsdehnungen auszuführen. Es ist ebenfalls darauf zu achten, bei asymmetrischen Bewegungen und

Haltungen immer beide Körperseiten zu üben. Falls es aus gesundheitlichen Beeinträchtigungen nur möglich ist, eine Bewegung nur zu einer Körperseite auszuführen, kann dies zum Ausgleich für die andere Seite in der Vorstellung geübt werden. Dazu kann man die Bewegung oder Haltung entsprechend visualisieren.

Wenn die Bandscheibe schief liegt, sollte sie wieder gerade gezogen werden, damit die eine Seite der Wirbelsäule nicht mehr als die andere gestreckt wird. Die Muskeln auf der überstreckten Seite werden sonst überbeansprucht, die auf der anderen Seite unterbeansprucht. Die Muskeln der überstreckten Seite ermüden, sie geben nach und die Bandscheibe ist zusätzlicher Belastung ausgesetzt. All dies muss vermieden werden.

**Wesentliches für den achtsamen Umgang mit den Bandscheiben in der Yogapraxis**
- Körperhaltungen werden individuell angepasst
- überfordernde Bewegungen vermeiden
- schnelle Wechsel von fordernden Haltungen meiden
- ausgleichende Bewegungen ausführen
- immer symmetrisch, zu beiden Körperseiten üben
- Kontraindikationen berücksichtigen
- keine Schmerzen auftreten lassen

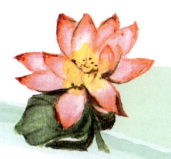

*Die Schneeganz braucht nicht zu baden, um sich weiß zu machen. Auch du brauchst nichts weiter zu tun, als du selbst zu sein.*
Lao-Tzu

# Yoga-Praxis mit hohem und niedrigem Blutdruck

Das **Herz als Doppelmuskel** ist geteilt in eine linke und eine rechte Herzkammer und sorgt dafür, dass über die rechte Seite das verbrauchte Blut und über die linke Seite das frische, sauerstoffreiche Blut abgeführt wird. Der Druck, mit dem das Blut aus dem Herzen in alle Körperräume und Organe gepumpt wird, ist das, was als Blutdruck messbar ist. Dieser Druckwert ist Indikator dafür, dass das Blut im ganzen Körper ankommt. Beeinflusst wird der Blutdruck nach unten oder oben durch körperliche Aktivität, Positionswechsel und emotionale Stimmungen. Hier kann auch die Yoga-Praxis ansetzen.

Die **Nieren** sind ebenfalls mitverantwortlich für eine gute Blutversorgung im Körper, das bedeutet, der Blutdruck hat mit der Flüssigkeitsregulierung zu tun. Eine erhöhte Urinausscheidung deutet zum Beispiel auf erhöhten Blutdruck hin. Hier können Yoga-Übungen zur Stärkung der Nieren hilfreich sein. Auch das **vegetative System** reagiert auf den Blutdruck und veranlasst die Gefäße, sich zu erweitern oder zusammenzuziehen, es lässt also unser Herz schneller oder langsamer schlagen. Hier können asanas und Atemtechniken gezielt eingesetzt werden.

Ein **niedriger Blutdruck** ist gesundheitsfördernd und birgt keine Risiken. Falls Symptome wie Schwindel oder Übelkeit auftreten, können diese durch Bewegung schnell behoben werden. Bei überhöhtem Blutdruck, der sich äußert in Kopfdruck, Unruhe, Reizbarkeit, liegt eine Überspannung vor, mit der entsprechend umgegangen werden muss. Auch Verkalkungen in den Gefäßen führen zu Blut-

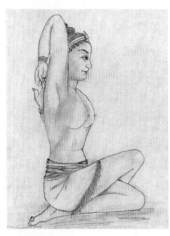
Der Kuhkopf

hochdruck und feine Gefäße wie Augenarterien und Gehirnarterien sind besonders empfindlich. All dies muss in der **Übungspraxis** beachtet werden, indem Haltungen vermieden werden, die einen Druck auf die Gefäße ausüben. So sind z.B. Haltungen wie der Pflug, der Kopfstand und der Schulterstand bei Bluthochdruck nicht geeignet. Auch leichtere Umkehr-Haltungen haben eine Wirkung auf die Druckverhältnisse in den Gefäßen, wie der Hund oder die Schulterbrücke, die nur sehr achtsam geübt werden sollten. Ebenso sind intensive Vorbeugen aus dem Stand kontraindiziert. In solchen Fällen sollte eine sanfte Variante oder Alternative geübt werden. Denn durch spannungsvolles Halten in anstrengenden Positionen steigt der Blutdruck, ebenso wie durch intensive Atem-Techniken. Durch Entspannung, spannungslösende Haltungen oder ausatembetonte Atemtechniken sinkt er. Auch ruhiges Sitzen in der Meditation wirkt positiv auf zu hohen Blutdruck. Vermieden werden sollten ebenso schnelle Positionswechsel, stattdessen ist auf Pausen oder sanfte Übergänge zwischen asanas zu achten. Eine insgesamt achtsame Yoga-Praxis kann den Blutdruck mittel- und langfristig regulieren helfen. Ebenso wirken sich emotionale Ausgeglichenheit und Stressreduktion durch Yoga und Meditation positiv aus. Eine auf diese Aspekte abgestimmte Praxis kann den Betroffenen zur seelischen und körperlichen Besserung verhelfen.[35]

> **In der Yogapraxis ist bei hohem Blutdruck zu beachten**
> - Umkehrhaltungen und Vorbeugen aus dem Stand erhöhen den Druck in den Gefäßen
> - spannungslösende, sanfte Haltungen wirken positiv auf den Blutdruck
> - Haltungen und Atemtechniken, die den Ausatem betonen, helfen den Blutdruck zu regulieren
> - schnelle Positionswechsel sind zu vermeiden
> - körperliche und mentale Entspannungstechniken senken den Blutdruck
> - innere Ruhe und Meditation helfen, den Blutdruck zu senken

[35] vgl.: Dalman, Imogen / Soder, Martin (Hrsg.): Viveka, Nr.40, S. 33-39

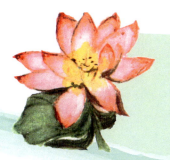

*Als ich mich wirklich selbst zu lieben begann, habe ich mich geweigert weiter in der Vergangenheit zu leben und mich um meine Zukunft zu sorgen, jetzt lebe ich nur mehr in diesem Augenblick wo ALLES stattfindet. So lebe ich heute jeden Tag und nenne es VOLLKOMMENHEIT.*
*Charly Chaplin*

# Die Praxis des Hatha-Yoga
## Die Qualität der Körperhaltung

Zu Beginn seiner Yoga-Sutras gibt Patanjali die **Grundformel** an, der jede Körperhaltung (asana) und jede Übungspraxis entsprechen soll: **sthira sukham asanam**. Das bedeutet, asana ist ein Zustand, in dem der Übende eine gewisse Zeit stabil (sthira) verweilen soll und dies mit dem Gefühl von leicht und angenehm (sukham).[36]

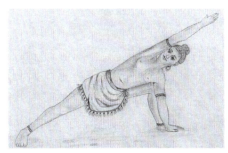

Das Dreieck (Variante)

Asanas sind Haltungen, die sich von den normalen Alltagsbewegungen unterscheiden und in denen die Körperteile auf eine gezielte Weise gedehnt und verbunden werden. Die übende Person soll in Wachheit und Wohlbefinden praktizieren. Die Qualität von asana zeichnet sich aus durch eine Präsenz in Körper, Atem und Geist. Wichtig ist, dass dabei nichts erzwungen wird, sondern der Übende asana im „sein" erfährt. Zusätzlich geben die Nachwirkungen des Übens Auskunft über die Qualität der asana-Praxis. Die Yoga-Praxis soll den Übenden befähigen, sein eigenes Maß, seinen eigenen Rhythmus und seine eigene Form zu finden und dies auch für seinen Alltag beachten lernen.

[36] vgl.: Desikachar, T.K.V.: Über Freiheit und Meditation, S. 89

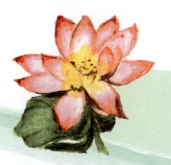

*Keinen verderben zu lassen, auch nicht sich
selber jeden mit Glück erfüllen, auch sich
selbst, das ist gut, das ist das Wesentlichste.*
Bert Brecht

# Grundprinzipien für die eigene Übungspraxis

Entsprechend der Qualitäten der asana-Praxis nach Patanjali sollte sich die eigene Übungspraxis ausrichten, die T.K.V. Desikachar so beschreibt: „Das bedeutet, dass die Techniken des Yoga dem Individuum angepasst werden müssen und nicht umgedreht."[37] So sollte man das eigene **Übungsprogramm** und die Abläufe von Unterrichtseinheiten in einer schrittweise aufeinander aufbauenden Praxis gestalten, vom Leichteren zum Schweren, von einer entsprechenden Vorbereitung über das Hauptasana bzw. das Hauptthema bis hin zum Ausgleich. Ebenso ist darauf zu achten, bei asymmetrischen Bewegungen und Haltungen beide Seiten in gleicher Weise zu üben, damit die Stärkung der Körperseiten ausgewogen ist.

**Wichtig ist die Verbindung von Körper, Atem und Geist**
- im Körper leicht und fest (sthira sukha)
- im Atem lang, tief und fein und gleichmäßig (dirgha sukshma)
- im Geist ruhig und ausgerichtet (ekagrata)

**Der Atem** ist der Leitfaden des Übens. Mit einem bewussten Atem werden die Bewegungsfolgen (vinyasas) oder das Einnehmen von einzelnen asanas ausgeführt. Der Atem beginnt und beendet die Bewegung, bettet sie ein. Der natürliche Atemrhythmus bestimmt das Tempo der Bewegung sowie die Verweildauer in der Statik und ist Maßstab für eine angemessene Praxis. Er soll ruhig und fließend bleiben

---

[37] Dalman, Imogen / Soder, Martin (Hrsg.): Viveka, Hefte für Yoga, Nr.13, S. 13

und nicht während der Übung stockend oder unregelmäßig werden. Der Atem steht in Verbindung mit den **Bewegungen** um die Wirbelsäule und mit den Dehnungen in den verschiedenen Körperräumen: Der Einatem betont den oberen Rücken und Brustraum, der Ausatem betont den unteren Rücken und Bauchraum. Das bedeutet, in der Statik wird jede Rückbeuge mit dem Einatem und jede Vorbeuge und Drehung mit dem Ausatem eingenommen. Im dynamischen Üben bezieht sich dieses Prinzip auf den Weg in das asana hinein und wieder hinaus. Grundsätzlich verbindet Yoga **drei wesentliche Ebenen** unseres Seins: den Körper (grobstoffliche Ebene), den Geist (feinstoffliche Ebene) und den Atem, der wie eine Brücke die anderen zwei Ebenen verbindet.

### Ein praktisches Beispiel mit der Haltung pascimottanasana (Zange)

Pascimottanasana ist eine Vorbeuge aus dem Sitzen, bei der die Rückseite des Körpers nach oben gedehnt wird. Die Sanskritbedeutung pascimo/ut/tan/asana heißt im übertragenen Sinne: Dehnung des Westens; tan = dehnen, ut = hinauf und pascimo = Westen/ Körperrückseite. In den verschiedenen Schriften gibt es zwei Schreibweisen dieses asanas, mit gleicher Bedeutung und zwar: pascimo- oder pascima-ttanasana. Hier wird die erste verwand.

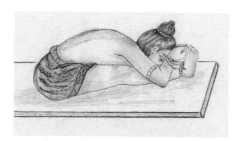

Die Zange

Die Haltung wird mit dem Ausatem eingenommen. Der Einatem wird genutzt, um den oberen Rücken aufzurichten und den Brustraum zu weiten. Der Ausatem hilft, den unteren Rücken zu dehnen und den Bauchraum zu kontrahieren. Entsprechend des Prinzips „Schritt für Schritt" können dynamische Wiederholungen (vinyasa krama) Körperräume und Muskelpartien vorbereiten. In der Statik kann man mit bewusster (Bauch-) Atmung verweilen und den Geist ausrichten. Dabei kann man sich darauf konzentrieren, dass pascimottanasana den Aspekt von apana, also den Ausatem, das Abgeben und Ausscheiden (die Verdauung) betont. Wie lange man in der Haltung verweilt und ob man eine fordernde oder leichtere Variante wählt, hängt ab von den jeweiligen körperlichen Voraussetzungen.

Was Risiken und **Kontraindikationen** angeht, ist in der kraftvollen Vorbeuge besonders auf die Bandscheiben im unteren Rücken, auf den Ischiasnerv sowie auf muskuläre Dysbalancen und Verkürzungen im unteren Rücken zu achten. Auch die Streckung der Beine belastet die Bandscheiben und beeinflusst die Dehnung in Hüften, Wirbelsäule und Nacken. Nach Bauchoperationen, bei Bauchentzündungen, bei Verdauungsstörungen und zum Ende der Schwangerschaft soll die Haltung vermieden werden.[38]

Für die Statik im Hauptasana gibt es verschiedene **Varianten**, mit jeweils unterschiedlicher Anforderung in der Dehnung von Rücken und Beinen, die je nach körperlicher Voraussetzung angepasst werden können:

a) Haltung mit mehr oder weniger gestreckten / gebeugten Beinen
b) Arme mehr oder weniger weit nach vorne strecken
c) Oberkörper in verschiedener Intensität neigen
d) Beine nah zusammen ablegen oder leicht grätschen
e) Sitzfläche etwas erhöhen, z.B. durch Kissen

Zur **Vorbereitung** der Dehnung und Mobilisierung im Rücken, Nacken, Becken, Hüften, Beinen und Brustkorb eignen sich z.B. eine Vorbeuge im Stehen (uttanasana), die vorbeugende Kopf-Knie-Stellung im Sitzen (janu sirsasana) oder dynamische Wege in die Zange (pascimottanasana). Als **Ausgleich** eignet sich die Schulterbrücke aus der Rückenlage (dvipada pitham) oder der abrollende Katzenrücken im Vierfüßlerstand (cakravakasana).

---

[38] vgl.: Dalman, Imogen / Soder, Martin (Hrsg.): Viveka, Hefte für Yoga, Nr.10, S.26-36

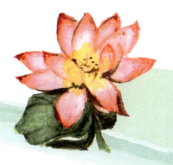

*Wohin wir immer gehen, uns selbst
haben wir immer dabei. Glücklich ist, wer
sich ein bisschen wohl bei sich fühlt.*
Walter Gaemperl

# Das Bedürfnis nach Enstpannung

Im Alltagsverständnis heißt Entspannung für viele, loslassen zu können und sich in einen Zustand der Passivität fallen zu lassen. Ein Bedürfnis nach solcher Art von Entspannung entsteht aus Leistungsdruck, emotionalem Stress oder Überforde-

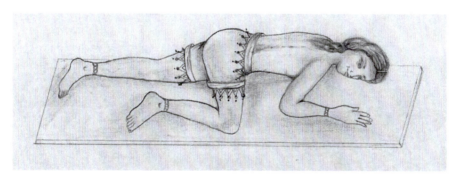

rungen anderer Art, die heute viele in ihrem Berufs- und Alltagsleben begleiten.
Im Yogakontext meint Entspannung jedoch einen **aktiven Zustand**, in dem der Körper verweilt im Wohlbefinden und der Geist zu einer bewussten und wachen Ruhe geführt wird. Es ist ein Zustand, in dem überwiegend das parasympathische Nervensystem des Körpers aktiviert wird und der Geist in einem Alpha-Rhythmus zur Ruhe kommt. Entspannung wirkt sich dabei auf verschiedenen Ebenen aus: auf der Ebene des Körpers, der Emotionen, des Geistes und schließlich des Verhaltens.

Um dieses während des Übens zu erreichen und einen Zustand der körperlichen und mentalen Ausgewogenheit zu erlangen, gibt es verschiedene Möglichkeiten, die in die Übungspraxis einbezogen werden können.

> **Beispiele dafür, wie Entspannung in der Yogapraxis zu erfahren ist**
> - keinen Leistungsdruck aufbauen
> - Übungen werden dem Einzelnen angepasst ausgeführt
> - im Aufbau der asanas stets im Wohlbefinden üben
> - Atem und Bewegung verbinden und so den eigenen Rhythmus finden
> - Ruhephasen des Nachspürens und des Ausgleichs einbauen
> - mit der bewussten Ausatmung Spannungen abgeben
> - mit einer tiefen Bauchatmung zur Ruhe und eigenen Mitte finden
> - in geführten Tiefenentspannungen Regeneration in Körper und Geist bewirken

Diese Elemente schaffen einen Abstand zu den äußeren Umständen von Stress und Unruhe, lassen den Einzelnen wieder bei sich ankommen und mit einem Gefühl der Stärkung und Ausgewogenheit die Yogastunde verlassen. Die in der Yoga-Praxis gemachten Erfahrungen führen den kontinuierlich Übenden auch zu mehr Ruhe, Ausgewogenheit und Gelassenheit im Alltag.

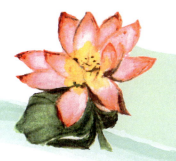

> Das Leben verliert man nicht durch den Tod: Man verliert es Minute für Minute, Tag für sich dahin schleppenden Tag durch all die tausend kleinen Arten und Weisen liebloser Unachtsamkeit.
> Stephen Vincent Benet

# Die Bedeutung der Totenstellung auf dem Yoga-Weg

Die Totenstellung (savasana) ist ein asana, bei dem, anders als bei anderen Haltungen, der Körper absolut **passiv** ist. „Liegt man gleich einem Leichnam ausgestreckt auf dem Boden, so wird dies Savasana genannt. Das Savasana vertreibt die Müdigkeit und lässt den Geist ausruhen."[39] In der bewegungslosen Rückenlage fühlen sich alle Körperräume, Muskeln, Körperflüssigkeiten und Organe leicht und angenehm an (sukha). Es ist eine ideale Haltung für Entspannungs- und Ausgleichsphasen. Die Stabilität (sthira) spielt bei savasana für den Körper eine nicht so große Rolle, der Geist hingegen sollte trotz der Liegeposition wach und ausgerichtet bleiben.

Für viele ist es ungewohnt, in der absoluten **Regungslosigkeit** des Körpers zu verweilen. Vielfach treten hier erst einmal die Spannungen im Körper und die Unruhe des Geistes deutlich hervor, bevor es möglich wird, in ruhiger Wachheit und Entspannung zu verweilen. In diesem Falle hilft es, sich nicht gegen die auftretenden Empfindungen zu wehren, sondern diese anzunehmen. Jeder Widerstand verstärkt die auftretende Unruhe nur, besser ist, den inneren Vorgängen zuzuschauen, sie gelassen zu beobachten und zu spüren, wie sie dadurch immer mehr zur Ruhe kommen. Hier knüpft auch die symbolische Bedeutung von savasana an. Wie ein Toter da zu liegen, konfrontiert uns mit das Angst vor dem Sich-Fallen-Lassen, vor dem zur Ruhe kommen oder vor dem Aufgeben der Aktivitäten des Geistes. Ein bewegungsloser

---

[39] Svatmarama's Hathayogapradipika: Die Leuchte des Hathayoga, Georg Olms Verlag, 1997, S. 55

Körper leistet keine Widerstände und Ablenkungen mehr. „Shavasana schenkt uns die Erfahrung eines symbolischen Todes und weist auf die Notwendigkeit hin, wieder neu geboren zu werden."[40] Diese Ruhezeit für Körper und Geist in savasana ist zwar einerseits für den Körper sehr angenehm, kann aber andererseits Unruhe und Ängste auf der mentalen Ebene deutlich werden lassen. Diese zu überwinden und

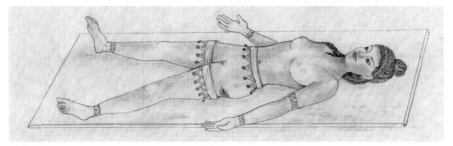

Die Totenstellung

alles Störende mehr und mehr abzugeben, kann eine zentrale Erfahrung sein. Savasana ist eine Haltung, die die **Wachheit** im Geist mit der **Ruhe** im Körper verbindet und dem denkenden Bewusstsein erlaubt loszulassen.

**In der Yogapraxis kann man savasana in verschiedenen Qualitäten einsetzen**
- zur Entspannung für Körper, Geist, Atem nach der Praxis mit asanas. Damit der Geist dabei nicht einschläft, sondern einen Focus hat, hilft es, den Atem zu beobachten.
- als Übergang zwischen asana-Sequenzen, vor pranayama oder vor der Meditation zur Einstimmung auf die Ruhe
- als ruhende Körperhaltung für Visualisierungen
- als Ausgleichshaltung nach fordernden asanas
- als neutrale Haltung, um der asana Praxis nachzuspüren, das heißt die Wirkungen und Körperempfindungen bewusst wahrzunehmen
- nicht so geeignet ist savasana für pranayama, da Atemräume in der Rückenlage eingeschränkt sind
- auch für die Meditation ist es nicht empfehlenswert, da der Geist im Liegen oft träge und müde wird

[40] Swami Sivananda Radha: Geheimnis Hatha-Yoga, Bauerverlag, 1998, S. 247

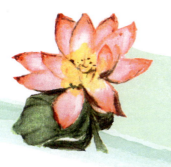

*Sich hingeben können für einen Augenblick
einfach mal die Sterne zählen, den Mann
im Mond sehen. Das ist es – daraus wächst
die unbändige Freude zu leben.*
Sabine Hölbling

# Rahmenbedingungen für eine gute Übungspraxis

In der Vorbereitung sollte man für gute Rahmenbedingungen sorgen, die ein Üben in Ruhe und Wohlbefinden unterstützen.

**Folgenden Faktoren sind zu beachten**
- die räumlichen Gegebenheiten
- der zeitliche Rahmen
- die körperlichen und seelischen Befindlichkeiten

- **zu den räumlichen Gegebenheiten**
  Der Raum sollte wohltemperiert und gut gelüftet sein. Soweit möglich sollten störende Geräusche (z.B. Telefon) ausgeschaltet werden. Eine gute, rutschfeste Unterlage und Hilfsmittel, wie Kissen oder Decke, sollten zur Verfügung stehen. Es sollte genügend Platz für freie Bewegungen da sein.

- **zum zeitlichen Rahmen**
  Die Übungsdauer sollte sich gut in den eigenen Tagesablauf integrieren lassen, das heißt, eine passende Tageszeit zu wählen. Es ist besser, mehrmals die Woche für eine kürzere Zeitspanne (10-20 Minuten) zu üben, als in unregelmäßigen, langen Sequenzen. Es ist auch effektiv eine kurze Folge von wenigen asanas aufmerksam zu üben, als ein kompliziertes Übungsprogramm in Hast auszuführen.

### ■ zum körperlichen und seelischen Befinden

Es gilt nichts zu erzwingen. Übungen sollten so ausgewählt werden, dass sie der körperlichen und seelischen Tagesform entsprechen, damit sie stärkend oder ausgleichend auf Stimmungen und Körper wirken können. Weder die Anzahl der asanas noch ihr Schwierigkeitsgrad ist entscheidend, sondern vielmehr die Qualität und Achtsamkeit, in der Übungen ausgeführt werden.

Durch die sorgfältige Vorbereitung des eigenen Übens kann man lernen, auf die eigenen Bedürfnisse und persönlichen Voraussetzungen Rücksicht zu nehmen und durch das Schaffen von guten Bedingungen gut für sich zu sorgen. Oft überfordern wir uns im Alltag, geben unseren Bedürfnissen keinen Raum und nehmen uns keine Zeit für uns selbst. Dieses im Rahmen der Yoga-Praxis zu lernen, kann uns darin bestärken, auch im Alltag und in den Begegnungen mit anderen sorgsam mit uns umzugehen.

**Um dafür Zeit zu finden, sollten wir uns einmal am Tag mit uns selbst verabreden!**

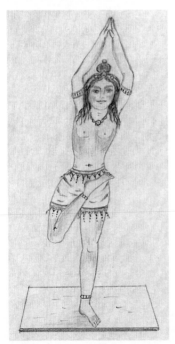

Der Baum

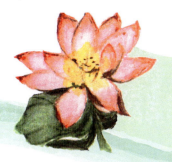

*Wer eine Freude festzuhalten sucht,
zerstört das beflügelte Leben.
Wer aber die Freude küsst in ihrem Flug,
lebt wie im Sonnenaufgang der Ewigkeit.*
Willliam Blake

# Üben in Schritten:
# Das Prinzip von vinyasa krama

Vinyasa krama bedeutet: Die besondere (vi) Anordnung (nyasa) von Übungen in sinnvoll aufeinander aufbauenden Schritten (krama). Dieses Prinzip des **schrittweisen Übens** bezieht sich sowohl auf die geistige wie auch auf die körperliche Ebene. So wie der Körper für asanas und deren Anforderungen vorbereitet werden muss, so spielt auch die mentale Verfassung und ihre Berücksichtigung eine wichtige Rolle. Der Ablauf des Übens sollte so strukturiert sein, dass die Haltungen aufeinander aufbauen und sanftere Dehnungen auf eine fordernde Praxis oder auf ein anstrengendes Hauptasana vorbereiten.

Im Anschluss an die fordernde Praxis folgt ein **Ausgleich** mit leichteren asanas. Zum Ausgleich von asanas ist zu beachten: **Vorbeugen** werden mit Dehnungen des unteren Rückens vorbereitet und mit symmetrischen leichten **Rückbeugen** ausgeglichen. Rückbeugen werden mit Stärkungen des oberen Rückens und der Brustwirbelsäule vorbereitet und mit symmetrischen Vorbeugen ausgeglichen. **Drehungen** werden mit der Aufrichtung der Wirbelsäule, Fixierung des Beckens und leichten Drehungen in der Brustwirbelsäule vorbereitet und mit symmetrischen Bewegungen und Vorbeugen ausgeglichen.

Das in Stufen aufbauende Üben bietet für den einzelnen die Möglichkeit zu prüfen, inwieweit es ihm bzw. seiner körperlichen Verfassung entspricht, Haltungen einzunehmen und gegebenenfalls Varianten zu üben. So ist zum Beispiel bei Rückenbeschwerden mit einer kleineren Dehnung oder mit Hilfsmitteln wie einem Kissen oder einem Stuhl zu arbeiten.

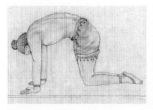 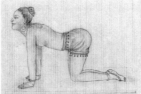 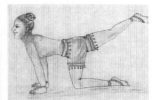

Bewegungsfolge der Katze

Vinyasa krama heißt auch, in **Bewegungsfolgen** zu üben. In diesen Bewegungsfolgen werden asanas von einer Ausgangshaltung über verschiedene Positionen und dann wieder zurück zur Ausgangshaltung geführt. Die bekannteste Abfolge ist wohl der Sonnengruß (surya namaska). Im Übungsteil dieses Buches wird das vinyasa **Der kosmische Mensch** vorgestellt. Dieser Ablauf (in Verbindung mit Affirmationen) ist für die Wirbelsäule weniger belastend als der Sonnengruß und kann von allen Übenden ausgeführt werden. Bewegungsfolgen sprechen die Konzentrationsfähigkeit an, die für die Koordination der Abläufe nötig ist und steigern die mentalen Kräfte. Sowohl in der Yogastunde, wie auch in unserer **Lebensgestaltung** sollten wir in Schritten denken: uns zuerst auf eine Vision oder ein Ziel ausrichten, überlegen wie dieses zu erreichen ist und nach der Zielerreichung die Wirkungen und Ergebnisse bewusst betrachten.[41]

---

[41] vgl.: Dalman, Imogen / Soder, Martin (Hrsg.): Viveka, Nr.3, S. 4-15

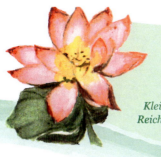

*Die meisten Menschen wissen gar nicht, wie schön die Welt ist, wie viel Pracht in den kleinsten Dingen, in einer Blume, einem Stein, oder einem Birkenblatt sich offenbart. Die erwachsenen Menschen, die Geschäfte und Sorgen haben und sich mit lauter Kleinigkeiten quälen, verlieren allmählich den Blick für diese Reichtümer, welche die Kinder, wenn sie aufmerksam und gut sind, bald bemerken und mit ganzem Herzen lieben.*
Rainer Maria Rilke

# Yoga üben zuhause

Im dem nun folgenden Praxisteil werden Übungsreihen beschrieben, die die Wirbelsäule als zentralen Energiekanal ansprechen und die **sieben cakras** beleben. Zudem wird das **vinyasa „Der Kosmische Mensch"** vorgestellt, das alle Körperräume anspricht und sich gut für eine tägliche Praxis eignet.

In den einzelnen Übungsabläufen zu den cakras steht jeweils eine **Hauptasana** im Mittelpunkt, welches das jeweilige cakra besonders stärkt. Der jeweilige Körperraum soll in der geistigen Achtsamkeit und in der körperlichen Erfahrung (asana) deutlich werden. In kleinen Nachspürphasen zwischen den Übungen und in einer längeren Entspannung zum Ende wird die Aufmerksamkeit mit Hilfe des Atems und einer mentalen Sammlung jeweils auf den spezifischen Körperraum des cakras gelenkt.

Als Rahmen für die cakra-Reihe wird die **Wirbelsäule** (susumna) als zentraler Energiekanal erfahrbar. Dementsprechend wird im ersten Übungsablauf die Aufrichtung der Wirbelsäule auf rein physischer Ebene wahrgenommen und die letzte Sequenz endet mit der bewussten Wahrnehmung der Wirbelsäule auf energetischer Ebene, als Kanal der

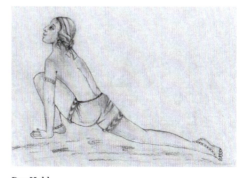

Der Held

nadis. Die Haltung des großen Siegels (maha mudra) lässt die kundalini-Energie durch alle cakras vom Steiß bis zum Scheitel aufsteigen und bringt den Energiefluss in der zentralen Achse der Wirbelsäule zur alles verbindenden, vollen Entfaltung.

Die vorgeschlagenen Übungsabläufe folgen dem **Aufbau** in den Aspekten: vorbereitende Übungen - Ziel / Hauptasana - ausgleichende Übungen. In der Beschreibung werden folgenden Abkürzungen verwandt: Einatmen (EA), Ausatem (AA), Atemzüge (AZ) und Wirbelsäule (WS).

Die **einzelnen Übungseinheiten** sind so konzipiert, dass sie auch einzeln für sich geübt werden können. Sie sind als Vorschlag und Anregung gemeint und können auch verkürzt oder durch andere Körperhaltungen ergänzt werden. Bei der Bewegungsfolge „Der Kosmische Mensch" werden im abschließenden Gesamtablauf die Bewegungen zusätzlich mit Affirmationen (nährenden Gedanken) verbunden.

### Die Themen der Übungseinheiten
1. Mobilisierung und Aufrichtung der Wirbelsäule, asana: **Berg** (tadasana)
2. Bauch-/Beckenraum: muladhara- und svadhisthana-cakra, asana: **Schmetterling** (baddha-konasana)
3. Nabelzentrum: manipura-cakra erfahren, asana: **Boot** (navasana)
4. Brust-/Herzraum: anahata-cakra, asana: **Cobra** (bhujangasana)
5. Kehlraum: vissuddha-cakra, asana: **Fisch** (matsyasana)
6. Stirnraum: ajna-cakra erfahren, asana: **Adler** (garudasana)
7. Scheitelpunkt: sahasra-cakra, asana: **Baum** (vrikshasana) und **Meditation**
8. Wirbelsäule als Energiekanal, asana: **großes Siegel** (maha mudra)
9. vinyasa **Kosmischer Mensch**: asanas für einzelne **Körperräume**

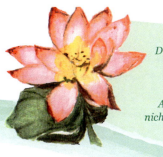

*Die Vereinfachung des äußeren Lebens genügt nicht, denn sie berührt nur die Außenseite. Aber ich beginne mit der Außenseite. Ich betrachte das Äußere meiner Muschel, die äußere Hülle meines Lebens. Die erschöpfende Antwort kann jedoch nicht im Äußeren gefunden werden, nicht in der sichtbaren Lebensform. Die endgültige Antwort, das weiß ich, wird im Innern gefunden.*

Anne Morrow Lindbergh

# Übungseinheiten: Themen und Hauptasanas

Zuerst erfolgt eine Beschreibung zu den **Hauptasanas** der einzelnen Übungseinheiten. Im Anschluss daran folgen die dazu gehörigen Übungsabläufe.

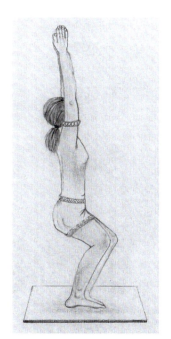

**Ablauf 1. Die Aufrichtung Wirbelsäule: Der Berg (tadasana)**

**Zur Haltung:**
Aus dem stabilen Grund-Stand senkt sich das Gesäß in Richtung Boden, die Beine winkeln sich dabei an, die Füße drücken in den Boden, der Oberkörper bleibt gerade aufgerichtet, in diesem Hockstand werden die Arme gestreckt über die Seiten nach oben geführt, Schultern senken und Handflächen zusammenlegen. In der Haltung verweilen und zur Bauchdecke ein- und ausatmen.

**Zur Wirkung:**
Die Haltung kräftigt die Beinmuskulatur, richtet die Wirbelsäule auf und dehnt die Flanken. Die Schultermuskulatur wird gestärkt, die Vorderseite

des Brustraums ist gedehnt, die Muskulatur des Rumpfes wird gekräftigt, Stabilität gefördert, die Lunge durchatmet, die inneren Organe werden gekräftigt, eine Beruhigung und Stabilisierung des Geistes tritt ein, Gleichgewichtssinns und Standfestigkeit werden gefördert und eine Zentrierung zur Mitte, Erdung nach unten und Ausdehnung nach oben ist erfahrbar. Die Wirbelsäule wird in ihrer ganzen Ausdehnung gekräftigt und als Energiekanal mit ihren Nervenaustritten angeregt.

**Zur Symbolik:**
Der Berg ist das Symbol für die Verwurzelung, für die stabile Verbindung nach unten zur Erde und gleichzeitig für das Aufstreben und Ausrichten nach oben in den unendlichen Raum. Er ist das Symbol für das Bestreben, über das eigene Selbst hinauszuwachsen und entspricht dem Prozess des Aufstiegs unseres Bewusstseins. Der Berg wird oft als Wohnsitz der Götter gesehen und in seinem Inneren, in den Berghöhlen findet eine Verwandlung statt, jenseits des rationalen Bereiches. Viele Yogis und spirituelle Meister haben sich in Höhlen zurückgezogen als Ort ihres spirituellen Erwachens und Wachsens. Der Berg ist fest und stabil und scheint immer auf derselben Stelle zu stehen und doch findet eine fortwährende, kaum merkbare Bewegung statt. Der Berg hebt die Grenze zwischen dem Bewegten und dem Unbewegten auf. Er ist stabil, ohne starr zu sein.

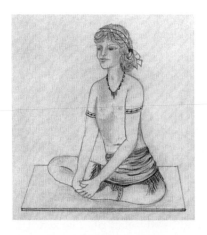

**Ablauf 2. zum Bauch-/Beckenraum:
Der Schmetterling
(baddha-konasana)**

**Zur Haltung:**
Im aufrechten Sitz werden die Beine angewinkelt aufgestellt und Füße und Knie stehen nah zusammen; die Knie fallen zu den Seiten in Richtung Boden auseinander, die Fußsohlen liegen aneinander In dieser Stellung vereilen und darauf achten, den unteren Rücken und die Wirbelsäule gut aufzurichten; mit den Händen entweder die Füße, die Fesseln oder die Unterschenkel

fassen; verweilen und tief zur Bauchdecke atmen. In der Haltung können die zur Seite abgewinkelten Beine aus den Hüftgelenken heraus auf und ab bewegt werden, entweder in kleinen schnellen oder in großen langsamen Bewegungen.

**Zur Wirkung:**
Die Aufrichtung der Wirbelsäule wird trainiert, die Beininnenseiten werden gedehnt, die Sensibilität für die körperliche Aufrichtung sowie die Wahrnehmung der Symmetrie im Körper wird geschult; der Beckenraum wird intensiv durchblutet und die Regeneration nach operativen Eingriffen im Bauchraum oder nach einer Geburt gestärkt. Insgesamt kräftigt die Haltung Becken, Bauch und Rücken sowie Blase, Nieren, Prostata. Unterstützend wirkt der Schmetterlingssitz auch bei Menstruationsschmerzen und während der Schwangerschaft. Er regt besonders die beiden unteren cakras im Bauch- und Beckenraum an.

**Zur Symbolik:**
Baddha bedeutet gebunden oder gehalten, konasana bedeutet Winkelhaltung; so heißt baddha-konasana übersetzt „die gehaltene Winkelhaltung". Die Haltung macht besonders die Aufrichtung der Wirbelsäule erfahrbar als zentrale Mittelachse, vergleichbar mit dem Rumpf des Schmetterlings, der in der Mitte liegt und die Flügel hält. Die Flügel stellen in diesem Falle die beiden angewinkelten Beine dar. Bewegt man diese in der Haltung auf und ab ist es wie das Flattern eines Flügelschlages. So wird in der Stabilität der Wirbelsäule gleichzeitig auch die Beweglichkeit und Leichtigkeit eines Schmetterlings erfahrbar.

**Ablauf 3. zum Nabelzentrum:**
**Das Boot (navasana)**

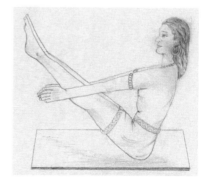

**Zur Haltung:**
In einem aufrechten Sitz sind die Beine gerade nach vorne gestreckt, diese dann angewinkelt aufstellen und nah zum Körper ranziehen. Die Hände in die Kniekehlen legen und das Gewicht über das Gesäß bzw. die

Sitzhöcker leicht nach hinten verlagern, so dass sich die Füße vom Boden weg heben. Die Wirbelsäule gut aufrichten, sich bewusst im Bauchraum zentrieren und die Beine nach vorne ausstrecken so weit, wie es stabil bleibt. In einem zweiten Schritt können die Hände von den Kniekehlen gelöst und die Arme parallel zum Boden nach vorne ausgestreckt werden. Mit einer tiefen Atmung zum Bauchraum in der Haltung verweilen.

**Zur Wirkung:**
Die Haltung baut Kraft im unteren Rücken und im Bauchraum auf, Bauch-, Lendenmuskulatur werden gestärkt sowie die Wirbelsäule und der Rumpfraum aufgerichtet und die Stabilität und der Gleichgewichtssinn gestärkt. Sie ist besonders anregend für das Nabelzentrum/Sonnengeflecht.

**Zur Symbolik:**
Das Boot ist ein Sinnbild für ein Gefährt, das auf dem Wasser trägt und ebenso getragen wird. Beides kann in dieser Haltung erfahren werden: Die nötige Stabilität und der Halt aus dem eigenen Körper heraus lassen den Übenden das In-Sich-Selbst-Getragen-Sein erfahren. Vertrauen in die eigene Kraft, Ruhe im Gleichgewicht und Aufrichtung aus dem Halt im Innern werden spürbar. Der Körper bzw. das Selbst ist wie ein Boot, das trägt und in der Verankerung mit seinem Untergrund auch getragen wird.

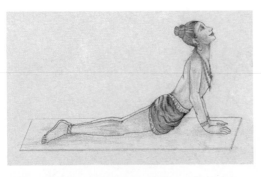

**Ablauf 4. zum Brust-/Herzraum:**
**Die Cobra (bhujangasana)**

**Zur Haltung:**
Es unterstützt die Bewegung, wenn man sich bewusst mit dem Einatem aus der Kraft des Rückens in die Haltung hinein hebt und während des Verweilens darin immer wieder mit dem Einatem die Brustwirbelsäule aufrichtet, um hier nicht einzusinken. Wichtig ist, sich nur so weit zu

heben, wie es für den Rücken angenehm bleibt. Zum Schutz der Bandscheiben und des unteren Rückens ist die Muskulatur des Gesäßes und des Beckenbodens anzuspannen und die Vorderseite des Beckens am Boden aufgelegt.

**Zur Wirkung:**
Die rückbeugende Haltung betont den Einatem und aktiviert den ganzen Rücken, stärkt die Rückenmuskulatur bis zum Nacken, lässt Weite im Brustraum entstehen, stärkt den Herzraum und dehnt die Vorderseite des Körpers. Wirkt belebend auf das Herzcakra.

**Zur Symbolik:**
Die Cobra, als Schlange, steht für Leben, Regeneration und Erneuerung. So wie eine Schlange alte Häute abstreift, spürt auch der Übende in dieser Haltung seine Stärke und den Mut zur Weiterentwicklung. Die Schlange, als im Becken aufgerollte Kraft (kundalini), steigt auf in höhere Regionen, und symbolisiert den alles durchdringenden Geist und die innere Natur des Menschen. In Indien gilt die Cobra als heilig und steht für Fruchtbarkeit und Stärke. Sie ist mit allen Elementen verbunden: ruht auf der Erde, taucht ins Wasser und erhebt sich zur Verteidigung in die Luft. Wie in der Yoga-Haltung richtet die Cobra durch Muskelkraft ihren oberen Körperraum auf und weitet den Brustraum, um ihre Stärke zu zeigen.

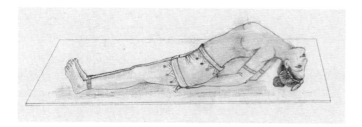

**Ablauf 5.**
**Kehlraum:**
**Der Fisch**
**(matsyasana)**

**Zur Haltung:**
Die klassische Haltung von matsyasana entsteht aus dem Lotussitz heraus. Der Oberkörper wird nach hinten gebeugt, bis der Scheitel den Boden berührt, so dass der Rücken einen großen Bogen bildet. Die Hände liegen unter dem Gesäß am Boden, die Ellbogen sind aufgestützt.

Da für viele diese anspruchsvolle Haltung nicht möglich ist, gibt es andere Varianten, in denen der körperliche Anspruch weniger hoch ist, die Wirkungen bleiben dieselben. Diese Varianten kann man entweder aus dem Langsitz in der o.g. Weise einnehmen oder sich aus der Rückenlage mit gestreckten Beinen in die Haltung hinein heben: Die Hände liegen mit den Handflächen zum Boden unter dem Gesäß, die Ellbogen sind unter den Rücken gezogen abgelegt. Durch ein Stemmen auf Ellbogen und Unterarme werden Brustraum und obere Wirbelsäule aus der Kraft des Rückens vom Boden gehoben. Brustwirbelsäule und Kopf beugen sich zurück der Scheitel setzt am Boden auf. Die obere Wirbelsäule ist nach hinten zurück gewölbt.

**Zur Wirkung:**
Die Haltung gehört zu den Rückbeugen aus der Rückenlage, in der der Hals-, Brust- und Herzraum geweitet wird. Sie stellt eine gute Ausgleichshaltung zum Pflug oder Schulterstand dar: Der Hals wird entlastet, der Nacken komprimiert, der Brustkorb geweitet, der Bauch gedehnt und der Rücken nach vorne gewölbt. Der Atem wird im mittleren und oberen Bereich der Lunge vertieft (Brust-, Schlüsselbein- und Lungenspitzenatem) und unterstützt so eine bessere Durchlüftung der Lungenlappen in diesem Bereich. Die Weitung im Bauchraum ist lösend für die Unterleibsorgane, auch die Funktion der Schilddrüse wird durch die Weitung im Halsraum reguliert. Eine Haltung die besonders das Kehlcakra stimuliert.

**Zur Symbolik:**
Matsya bedeutet Fisch. Wie ein Fisch in seiner Wirbelsäule leicht und flexibel ist, wird die menschliche Wirbelsäule in dieser Haltung gedehnt, mobilisiert und gekräftigt. Versteifungen in diesem zentralen Kanal werden gelöst. Die Fähigkeit der Hingabe wird durch die Weitung des Brust- und Herzraumes gestärkt. Das Herz in seiner sanften, hingebungsvollen Qualität öffnet sich und stärkt die liebevollen Eigenschaften im Menschen. Auch wird die Hingabe an das Element Wasser gefördert. Ein menschlicher Körper, der mit seinem Gewicht normalerweise im Wasser untergehen würde, kann in der Haltung von matsyasana an der Wasseroberfläche schwimmen. Unter dem gewölbten Rücken entsteht ein Hohlraum, der den Körper an der Wasseroberfläche hält, das Wasser kann unter ihm durchströmen und der mit Luft gefüllte, geweitete Oberkörper hilft, sich auf der Oberfläche treiben zu lassen. In

der Hingabe, in der Haltung des Loslassens und aus der Kraft der Dehnung wird der Mensch getragen.

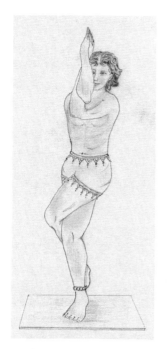

### Ablauf 6. Stirnraum:
### Der Adler (garudasana)

**Zur Haltung:**
Aus dem Grundstand sinken lassen und die Knie beugen, das Gewicht leicht zur linken Seite/ zum linken Standbein verlagern und das rechte Bein über das linke legen. Die rechte Fußspitze entweder auf dem linken Fußrücken aufsetzen oder von hinten um die linke Wade legen. Beide Arme ausbreiten, den linken Ellbogen in den rechten setzen und dann, je nach möglicher Schulterdehnung, entweder die Armaußenseiten und Handrücken aneinander legen oder noch die untere rechte Hand in die obere linke Hand fassen lassen. Den Daumen der rechten Hand abspreizen und an die Stirnmitte legen. In der Sammlung auf den Stirnraum verweilen, Atem fließen lassen.
Nach einer Weile die Haltung Schritt für Schritt wieder lösen und zur anderen Körperseite wechseln.

**Zur Wirkung:**
Der Schultergürtel wird gedehnt, die Beinkraft gestärkt und das Gleichgewicht gefördert. Die Konzentrationsfähigkeit wird geschult und die Denkbewegungen kommen zur Ruhe. Die Haltung stärkt Körper und Geist.

**Zur Symbolik:**
„Garuda" heißt übersetzt Adler. So wie der Adler als König der Vögel gilt, hat auch dieses asana eine kraftvolle Wirkung als viele andere Haltungen und lässt den Übenden die Qualitäten eines Adlers erfahren: So wie der Adler konzentriert auf ein Objekt ausgerichtet ist und mit scharfen Blick seine Umgebung fixiert, erfährt auch

der Mensch in dieser Haltung eine Zentrierung und spürt Zielgerichtetheit, Stabilität und Gleichgewicht. Der Adler als König der Lüfte symbolisiert die Freiheit des Geistes im unendlichen Raum des Himmels und steht für das höhere, geistig-spirituelle Prinzip, für das Emporsteigen des Bewusstseins in den kosmischen Raum und zu seinem göttlichen Ursprung.

### Ablauf 7. Scheitelpunkt: Der Baum (vrikshasana)

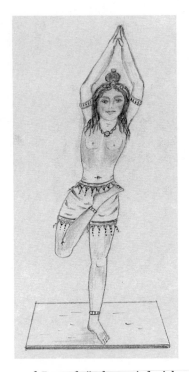

**Zur Haltung:**
Aus dem Grundstand wird das Gewicht auf eine Seite/ einen Fuß verlagert, den anderen Fuß heben und aus der Hüfte heraus das Bein leicht nach außen zur Seite öffnen, die Fußsohle am Standbein anlegen (entweder in Knöchel-, Knie- oder Hüfthöhe), mit dem Blick einen Punkt am Boden fixieren, die Arme über die Seiten heben, Handflächen über dem Kopf zusammenlegen, Arme strecken, Schultern senken, mit tiefen, ruhigen Atem verweilen.

**Zur Wirkung:**
Über die Füße wird der Kontakt zur Erde spürbar. Über die Aufrichtung und bewusste Erfahrung der Wirbelsäule wird die Stabilität und Zentrierung gefestigt. Über die Dehnung der Beine und Rumpfwände vertieft sich die Standfestigkeit und Stabilität. Die Streckung /Öffnung der Arme bringt Weite und Entfaltung. Kontraindikationen bestehen bei Schwindelgefühl oder instabilem Blutdruck, hier die Haltung nur kurz oder gar nicht ausführen. Bei geschädigten Sprunggelenken nur kurz verweilen. Bei Hüftproblemen kann es schwierig sein, das gehobene Bein zur Seite zu führen, dann die Füße überkreuz aufeinander stellen.

## Zur Symbolik:

Der Baum ist Symbol für Stärke, Stabilität, Verwurzelung. Er spendet Kraft und Ruhe. Er steht in seiner Verwurzelung im Kontakt zur Erde und in seinem Wachstum in Kontakt zur Luft /zum Himmel. Er ist den Strömungen der Natur ausgesetzt, den Gezeiten des Lebens und bleibt in ihnen stabil, ruhend in sich selbst, wie auch nachgiebig und flexibel. So kann er den äußeren Strömungen widerstehen, sich entfalten und im eigenen Stamm ruhend alles überdauern.

## Ablauf 8. susumna:
## Das große Siegel
## (maha mudra)

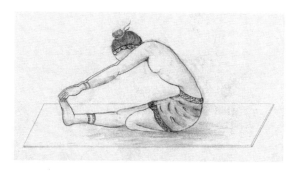

### Zur Haltung:

Aus dem Langsitz ist ein Bein gestreckt, das andere angewinkelt zur Seite abgelegt. Beide Arme gestreckt nach oben führen und den Oberkörper/Rumpf über das gestreckte Bein mit gedehnter Wirbelsäule vom unteren Rücken aus neigen, nur so weit, wie die Wirbelsäule gestreckt bleiben kann. Die Hände sinken neben dem gestreckten Bein zum Boden oder fassen den Unterschenkel oder Fuß, je nachdem wie weit es möglich ist, sich zu neigen und trotzdem Rücken und Wirbelsäule gestreckt zu halten. Die Schultern entspannt und gesenkt lassen. Die Ausatmung unterstützt das Loslassen des Rumpfes und unteren Rückens in die Vorbeuge. Die Einatmung weitet und hebt die Brustwirbelsäule in eine leichte rückbeugende Öffnung. Das Kinn wird leicht in Richtung Brustbein gesenkt und der Nacken ist lang. Während man in der Haltung verweilt, ist die Aufmerksamkeit in Verbindung mit dem Atem gesammelt und man nimmt die Vorstellung auf, dass der Einatem die Wirbelsäule bis zum Stirnraum hinauf und der Ausatem vom Stirnraum zum Steißbein wieder hinab fließt.

### Zur Wirkung:

Es entsteht eine Dehnung der Muskulatur über die Rückseite des Körpers und eine Dehnung der Wirbelsäule. Die Beinmuskulatur wird gedehnt, die Hüften/Leisten gedehnt und die Knie gestärkt. Die Flanken werden intensiv gedehnt und die Atemräume geweitet. Dies regt den Fluss von prana in den nadis an. Die Energien im Mittelkanal (Wirbelsäule) werden angeregt und ida-nadi (links) und pingala-nadi (rechts) gestärkt. Eine Haltung, die Hingabe und innere Kraft fördert. Eine Hingabe in die Dehnung der Vorbeuge hinein, eine Hingabe in den Ausatem und in die mentale Haltung des vertrauensvollen Loslassens. Innere Ruhe und der Halt aus sich selbst werden spürbar. Es ist eine Haltung, die eine beruhigende Wirkung hat, aber auch die Energie vom Bauch- bis in den Kopfraum belebt und den Energiefluss in der ganzen Wirbelsäule (susumna) anregt.

**Zur Symbolik:**
Maha mudra bedeutet übersetzt „das große Siegel". Mudras sind, wie bereits vorgestellt, in der Regel Fingergesten, um Energien zu lenken. Die Körpergeste des maha mudras zählt zu den wenigen Körpermudras und nimmt hier eine besondere Rolle ein. Dieses asana ist in der Hatha-Yoga-Pradipika als zentrale Position des Hatha Yoga beschrieben. Die Haltung erfordert Bewusstheit in Körper und Geist und verbindet die individuellen und kosmischen Kräfte. Sie lässt das Licht der Erkenntnis durch den Kanal der Wirbelsäule aufsteigen und ermöglicht dem Übenden das Empfinden der Einheit.

**Ablauf 9. vinyasa:**
**Der kosmische Mensch**

**Zu den Haltungen:**
Dieser Ablauf beinhaltet in seinen verschiedenen Positionen alle Bewegungen, die man rund um die Wirbelsäule ausführen kann: eine Streckung, Rückbeuge, Vorbeuge, Seitbeuge und Drehung. Alle Körperräume werden angesprochen und in einem fließenden Ablauf miteinander verbunden.

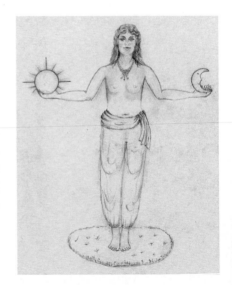

**Zur Wirkung:**
Die Kombination verschiedener Körperhaltungen fördert die Konzentration und die Wachheit im Geist. Alle großen Körperräume werden gedehnt und belebt und die Wirbelsäule wird mobilisiert. Die Atmung vertieft sich und strömt in alle geweiteten Räume. In Verbindung mit den Affirmationen ist es ein Ablauf, der den Geist in eine positive Schwingung versetzt.

**Zur Symbolik:**
Der kosmische Mensch steht für die Einheit. Die kombinierten Haltungen verbinden alle zentralen Bewegungsaspekte sowie geistigen Aspekte. Sie verbinden den Menschen mit der Erde und mit dem kosmischen Raum und führen ihn zur alles verbindenden Einheit im eigenen Selbst.

# Einzelne Übungsabläufe

**Ablauf zur Aufrichtung der Wirbelsäule mit tadasana (Berg)**

| Phase | Übung | Beschreibung | Wirkungen |
|---|---|---|---|
| 1. allgemeine Vorbereitung: savasana | | in einzelne Körperräume bewusst EA und AA | zu sich kommen, Körper spüren |
| Variante apansana | | 1 Bein aufgestellt, 1 Bein nach oben gestreckt: im EA: Fuß z. Boden drücken andere mit Ferse zur Decke dehnen, AA lösen | Rückseite Beine streckend, Becken u. unteren Rücken kräftigend (6x pro Seite) |
| 2. spezielle Vorbereitung: halbes Boot (arha navasana) | | in Rückenlage: 1 Bein strecken u. leicht gehoben halten, 1 Bein angewinkelt ranziehen, tief atmen | Bauchmuskulatur aktivierend (6-8 AZ halten) |
| Katzenrücken im Vierfüßler (cakravakasana) | | mit AA die Wirbelsäule vom Steiß abrollen, mit EA aufrollen | Mobilisierung des ganzen Rückens (6x) |
| Stockhaltung (dandasana) | | Im sitzen, Bein lang gestreckt: im EA Wirbelsäule wachsen lassen u. Fersen nach vorne dehnen, im AA lösen | Aufrichtung Wirbelsäule, Streckung der Beinmuskeln (8x) |
| Um Wirbelsäule (WS) kreisen | | Aus Stand: über Fußkanten um WS kreisen | Zentrierung, Aufrichtung, Standfestigkeit |

| | | | |
|---|---|---|---|
| **3. Ziel:**<br>vinyasa zum Berg<br>(tadasana) | | Aus Stand: im AA<br>Knie anwinkeln,<br>EA Arme strecken,<br>AA zurück | Standfestigkeit,<br>Flankenstreckung<br>(6x) |
| Berg statisch<br>(tadasana) | | Im Hockstand,<br>Arme n. oben<br>gestreckt bleiben | Standfestigkeit,<br>Flankenstreckung<br>(8-10 AZ) |
| **4. Ausgleich:**<br>Variante<br>apanasana | | In Rückenlage: 1<br>Bein aufstellen, 1<br>Bein angewinkelt<br>heben, dieses mit<br>AA ranziehen, mit<br>EA strecken | Ausgleich für<br>Beine und Rücken<br>(4x pro Seite) |
| Variante<br>apanasana | | in Rückenlage:<br>AA beide Beine<br>ranziehen, im EA<br>nach vorne (4x) | Ausgleich für<br>Wirbelsäule,<br>Rücken (6x) |
| Totenstellung<br>(savasana) | | ruhige Rückenlage | Entspannen mit<br>tiefen Atem |

## Ablauf zu 1.-2. cakra, Becken- und Bauchraum mit baddha-konasana (Schmetterling)

| Phase | Übung | Beschreibung | Wirkungen |
|---|---|---|---|
| 1. allgemeine Vorbereitung: savasana | | Körper spüren, mit tiefem Bauchatem | zu sich kommen, zum Bauchraum verbinden |
| Krokodil (jathara parivrrti) | | Rückenlage: Beine aufgestellt, Arme waagerecht abgelegt: im AA Beine sinken n. rechts, Kopf n. links, EA zur Mitte, AA zur anderen Seite | obere und untere WS mobilisierend (6x zu jeder Seite) |
| 2. spezielle Vorbereitung: kleine Beckenschaukel | | Rückenlage: mit AA Lenden-WS vom Steiß her aufrollen, mit AA abrollen | Aktivierung des Beckenraums, von Kreuzbein und unterer WS (6x) |
| liegender Schmetterling (suptrat baddha konasana) | | Rückenlage: Beine aufgestellt, Arme über Brust verschränkt: EA Arme ausbreiten u. Knie fallen auseinander, im AA zurück | Öffnung im Brust-, Becken und Bauchraum (6x) |
| halber Schmetterling (ardha baddha konasana) | | sitzend: 1 Bein angewinkelt abgelegt, 1 Bein gestreckt heben, Fuß fassen: im EA Bein zur Seite, im AA zurück | Dehnung Leisten, Stärkung unterer Rücken, Dehnung Beine, Kräftigung Bauchraum (6x pro Bein) |

| | | | | |
|---|---|---|---|---|
| **3. Ziel:** Schmetterling (baddha konasana) | | sitzend: Beine angewinkelt ablegen, Fußsohlen zusammen, Beine heben u. senken, Dehnung halten | Dehnung Leisten, Stärkung unterer Rücken, Dehnung Beine, Kräftigung Bauchraum | |
| **4. Ausgleich:** Kind und Katzenrücken (garbhasana und cakravakasana) | | Aus Vierfüßler: mit AA Gesäß n. hinten auf Fersen u. Stirn z. Boden, mit AA zurück in Vierfüßler | Ausgleich für WS und Bauchraum (4x) | |
| apanasana | | aus Rückenlage: AA Beine ranziehen, im EA nach vorn | Ausgleich für WS und Bauchraum (4x) | |
| Totenstellung (savasana) | | ruhige Rückenlage | Entspannen, Sammlung im Bauchraum | |

## Ablauf zum 3. cakra im Nabelzentrum mit navasana (Boot)

| Phase | Übung | Beschreibung | Wirkungen |
|---|---|---|---|
| **1. allgemeine Vorbereitung:** savasana | | Körper spüren, zum Nabel atmen | ankommen, Nabelzentrum, Atem spüren |
| Streckung (tadaka mudra) | | In Rückenlage: im EA 1 Bein dehnen mit Fersenschub, Arm geht gestreckt n. hinten, im AA zurück | Flanke dehnend, unteren Körperraum aktivierend |
| **2. spezielle Vorbereitung:** Variante apansana | | 1 Bein aufgestellt, 1 Bein nach oben gestreckt: im EA: Fuß z. Boden drücken andere mit Ferse zur Decke dehnen, AA lösen | Rückseite Beine strecken, Becken u. unteren Rücken kräftigend (6x pro Seite) |
| Vinyasa zur Cobra (buhjanasana) | | Aus Kniestand mit EA Arme heben, AA in Vorbeuge mit Stirn zum Boden, EA in Bauchlage und heben in die Cobra | Kraft im Rücken aufbauend (4-6x) |
| savasana | | Atmen zum Bauch/ Nabelzentrum | bewusst nachspüren |
| Vorbereitung zum Boot (navasana) | | Im Sitzen Beine aufstellen, 1 Bein gestreckt waagerecht heben und 6-8 AZ halten, dann Bein wechseln | Bauchmuskulatur stärkend |

| | | | |
|---|---|---|---|
| 3. **Ziel:**<br>Boot (navasana) | | Aus Sitz Gewicht über Gesäß rollend n. hinten verlagern, WS aufgerichtet, dann Beine leicht gestreckt nach vorn halten für 6-8 AZ | Aufrichtung WS, Kraft im Bauchraum stärkend |
| 4. **Ausgleich:**<br>Vinyasa<br>apanasana | | In Rückenlage, Beine angewinkelt heben, EA Beine zur Decke strecken, Arme gestreckt nach hinten, AA Beine anwinkeln mit Händen ranziehen | Ausgleich für Rücken und Bauchraum |
| apanasana statisch | | aus Rückenlage mit AA Beine ranziehen und einige AZ halten | Rücken ausgleichend |
| Totenstellung (savasana) | | ruhige Rückenlage mit tiefen Atem | Sammlung im Nabelzentrum |

## Ablauf zum 4. cakra im Herzraum mit bhujangasana (Cobra)

| Phase | Übung | Beschreibung | Wirkungen |
|---|---|---|---|
| **1. allgemeine Vorbereitung:** samasthiti | | Körper spüren, Gelenke lockern, kreisen lassen | Mobilisierung des ganzen Körpers |
| Grundstand (samasthiti) mit Armbewegung | | im EA Arme heben, AA bleiben, im EA Arme ausbreiten, AA zurück (4x) | Aktivierung von Nacken und Schultern |
| **2. spezielle Vorbereitung:** apanasana | | aus Rückenlage angewinkelte Beine ranziehen (6x) | Sanfte Dehnung unterer Rücken |
| Schulterbrücke (dvipada pitam) | | aus Rückenlage im EA heben bis Brustwirbelsäule, im AA senken (6x) | Öffnen des Brustraums, Kraft des Rückens, Vorbereitung der Rückbeuge |
| vinyasa mit Kniestand und yoga mudra | | Aus Fersensitz heben im EA Kniestand, Arme strecken, im AA in Vorbeuge, in EA wieder in Sitz kommen (4x) | Mobilisierung des ganzen Rückens, Ausgleich zur vorangegangenen Rückbeuge |
| dymanisches Üben in die Cobra bhujangasana | | aus Bauchlage im EA heben, AA bleiben, im EA Arme ausbreiten und im AA zurück (4x) | Kraft im Rücken aufbauen, Brustraum weiten |
| **3. Ziel:** Cobra (bhujangasana) | | Aus Bauchlage im EA heben und 2 bis 6 AZ halten | Betonung EA, Öffnung im Brustraum, Kräftigung Rücken |

| | | | |
|---|---|---|---|
| 4. Ausgleich: Totenstellung | | in Ruhelage nachspüren | Muskeln, Körper entspannend, Wirkungen wahrnehmen |
| vinyasa: Katzenrücken (cakravakasana) mit Vorbeuge | | aus Vierfüßler mit AA in Vorbeuge (4x) | Wirbelsäule und Rücken ausgleichend |
| apanasana | | aus Rückenlage mit AA Beine ranziehen (4x) | Rückbeuge ausgleichend |
| Totenstellung (savasana) | | ruhige Rückenlage | entspannen, Sammlung im Herzraum |

## Ablauf zum 5. cakra im Kehlraum mit matsyasana (Fisch)

| Phase | Übung | Beschreibung | Wirkungen |
|---|---|---|---|
| 1. allgemeine Vorbereitung: Lotus-Sitz (padmasana) | | Körper im Sitzen spüren, Atem über Kehle wahrnehmen | zu sich kommen, sich des Atems bewusst werdend |
| Sitzhaltung mit Armbewegung | | im EA Arme über die Seiten heben, AA senken | Aktivierung von Nacken und Schultern (6x) |
| 2. spezielle Vorbereitung Kopfdrehung im Sitzen | | Im Sitzen: im AA Kopf n. rechts drehen, EA zur Mitte, AA nach links drehen | Halswirbelsäule, Nachen mobilisierend (4x zu jeder Seite) |
| im Fersensitz: Brustexpander in zwei Varianten | | a) Arme liegen auf dem Rücken, im EA gestreckt nach hinten heben, AA lösen b) Arme gestreckt heben, im EA über Kopf nach hinten dehnen, AA lösen | Schultergürtel mobilisierend, Brustraum kräftigend und weitend |
| Rückbeuge aus Kniestand | | Im Kniestand mit EA Arme heben u. aus oberer WS in Rückbeuge gehen | Rücken und Brustraum kräftigend und weitend |
| Katzenrücken im Vierfüßler (cakravakasana) | | mit AA die WS vom Steiß abrollen, mit EA aufrollen | Mobilisierung des ganzen Rückens (6x) |

| | | | |
|---|---|---|---|
| Dynamische Cobra (bhujanasana) | | Aus Bauchlage im EA Gesäß anspannen, Oberkörper heben, im AA senken | Kraft im Rücken aufbauend |
| 3. Ziel: Fisch (matsyasana) | | Aus Rückenlage: Fäuste unter Gesäß, auf Unterarme stützen, Rücken heben, Kopf zurücklegen mit Hinterhaupt am Boden aufsetzen | Nacken-/Halsraum und Brustkorb weitend, Rücken kräftigend |
| 4. Ausgleich: in Rückenlage mit Kopfdrehung | | Kopf von einer Seite zur anderen rollen | Lockern der Nackenwirbelsäule |
| apanasana | | mit AA Beine ranziehen (4x) | Rückbeuge ausgleichend |
| Totenstellung (savasana) | | ruhige Rückenlage | Sammlung in Hals- und Brustraum |

## Ablauf zum 6. cakra im Stirnraum mit garuda (Adler)

| Phase | Übung | Beschreibung | Wirkungen |
|---|---|---|---|
| 1. allgemeine Vorbereitung: samasthiti | | Körper spüren, Gelenke lockern | Mobilisierung des ganzen Körpers |
| Krokodil (jathara parivrrti) | | Beine aufgestellt, Arme waagerecht ab- gelegt: im AA Beine zur einen Seite, Kopf zur anderen Seite | Obere und untere WS mobilisierend (6x zu jeder Seite) |
| 2. spezielle Vorbereitung: Katzenrücken mit Streckung (cakravakasana) | | Vierfüßler: rechten Arm n. vorne und linkes Bein waagerecht n. hinten strecken | Diagonale Dehnung Rücken, Streckung Flanken (6-8 AZ halten) |
| Vinyasa aus Sitz | | Im EA Arme waagerecht ausbreiten, im AA über Brust verschränken | Schultern mobilisierend, Brustraum weitend |
| Dynamischer Zehenstand | | Aus Grundstand: mit EA Fersen heben, Arme nach oben strecken, mit AA senken | Beinkraft aufbauend, Streckung Flanken, Mobilisierung der Schultern |
| Armhaltung des Adlers mit einem Daumen an Stirn angelegt | | a) Unterarme mit Innenseiten aneinander legen, Hände fassen ineinander b) Unterame mit Außenseiten aneinander legen, Handrücken zusammen c) wie bei b) nur Hände fassen ineinander | Mobilisierung der Schulter, für sich passende Variante finden |

| | | | |
|---|---|---|---|
| **3. Ziel:** Adler (garuda) | | Im Hockstand: Gewicht verlagern und ein Bein über das andere setzen, Zehen auf Fußrücken vom Standbein, Armstellung wählen u. Daumen an Stirn legen | Konzentration nach innen zum Stirnraum aufnehmend, im Gleichgewicht verweilend |
| **4. Ausgleich:** apanasana | | aus Rückenlage mit AA Beine ranziehen (4x) | ausgleichend |
| Totenstellung (savasana) | | Ruhige Rückenlage, Tiefer Atem | Sammlung im Stirnraum |

## Ablauf zum 7. cakra im Scheitelpunkt mit vrikshasana (Baum)

| Phase | Übung | Beschreibung | Wirkungen |
|---|---|---|---|
| 1. **allgemeine Vorbereitung:** aufrechter Lotus-Sitz (padmasana) | | Körper spüren, in WS atmen: vom Scheitel zu Bauch EA, vom Bauch zu Scheitel AA | WS aufrichtend, Energie lenkend |
| 2. **spezielle Vorbereitung:** Streckung in Rückenlage | | Mit EA 1 Arm nach oben strecken, Bein mit Fersenschub nach unten strecken | Körperseiten dehnend (4-6x pro Seite) |
| Stock im Sitzen mit Streckung (dandasana) | | Im Sitzen: WS aufrichten, mit EA Fesen nach vorne schieben, Beine dehnen, AA lösen | WS aufrichtend, Beine kräftigend |
| Zehenstand a) dynamisch b) statisch | | Aus Grundstand: mit EA Fersen heben, Arme nach oben strecken, mit AA senken; abschließend einige AZ halten | Beinkraft aufbauend, Streckung Flanken, Mobilisierung der Schultern |
| 3. **Ziel:** Baum (vrikshasana) | | Gewicht auf einen Fuß verlagern, andere Bein am Knie v. Standbein anlegen, Arme gestreckt n. oben heben, bleiben | Gleichgewicht/ Balance fördernd, Aufrichtung, Streckung nach oben (8 AZ halten) |

| | | | |
|---|---|---|---|
| 4. Ausgleich: apanasana mit Beinstreckung | | Mit AA ein Bein ranziehen, EA Bein zur Decke strecken, Arm n. hinten führen | Ausgleich für Rücken und Beine |
| apanasana | | aus Rückenlage mit AA Beine ranziehen (4x) | Rückbeuge ausgleichend |
| Totenstellung (savasana) | | ruhige Rückenlage | Entspannen, Sammlung Atem strömen |
| Lotus-Sitz (padmasana) | | Körper spüren, in WS atmen: vom Scheitel zu Bauch EA, vom Bauch zu Scheitel AA | WS aufrichtend, Energie lenken über WS; anschließend in Meditation verweilen |

## Ablauf zum Energiekanal Wirbelsäule mit maha mudra (großes Siegel)

| Phase | Übung | Beschreibung | Wirkungen |
|---|---|---|---|
| 1. allgemeine Vorbereitung: aufrechter Sitz (padmasana) | | in WS atmen: vom Scheitel zu Bauch EA, vom Bauch zu Scheitel AA | WS aufrichtend, Energie lenkend |
| 2. spezielle Vorbereitung: Streckung in Rückenlage | | Mit EA beide Arme nach oben strecken, Beine mit Fersenschub nach unten strecken | Körperseiten gleichzeitig dehnen, d Schultern mobilisierend (6x) |
| Grätsche in Rückenlage | | Beine nach oben strecken: mit EA grätschen, mit AA schließen | Leisten dehnend, Hüfte mobilisierend |
| vinyasa: Katzenrücken mit Vorbeuge (cakravakasana) | | aus Vierfüßler mit AA in Vorbeuge | Wirbelsäule und Rücken dehnend (4x) |
| vinyasa mit Hund (ardho mukha svanasana) und yoga mudra | | Aus Fersensitz heben im EA in Vierfüßler, von dort in Hund (4x) | Mobilisierung des ganzen Rückens und der WS |
| Totenstellung (savasana) | | In Rückenlage ruhen | Nachspüren, Atem fließen lassen |
| dynamisch in Kopf-Knie-Haltung (janu sirsasana) | | Im Sitzen eine Bein gestreckt, ein Bein angewinkelt ablegen: EA Arme strecken, AA n. vorne beugen über gestrecktes Bein, EA aufrichten | Streckung im Rücken und in den Beinen |

| | | | |
|---|---|---|---|
| 3. **Ziel:**<br>grosses Siegel<br>(maha mudra) | | Im Sitzen: Beine gestreckt, Arme heben, nach vorne beugen und in Vorbeuge bleiben | In der Vorbeuge Energie/Atem über WS lenkend |
| 4. **Ausgleich:**<br>Schulterbrücke<br>(dvipada pitam) | | aus Rückenlage im EA heben bis Brustwirbelsäule, im AA senken (6x) | Ausgleich Vorbeuge |
| apanasana | | aus Rückenlage mit AA Beine ranziehen (4x) | Rücken ausgleichend |
| Totenstellung<br>(savasana) | | ruhige Rückenlage | Sammlung im Energiekanal der WS mit Atem |

## vinyasa: Bewegungs-Ablauf „Der kosmische Mensch"

| Phase | Übung | Beschreibung | Wirkungen |
|---|---|---|---|
| Zur Ruhe und Stabilität kommen | | Samasthiti, aufrechter Stand | Festigkeit und Aufrichtung spürend |
| Ich öffne mich dem Universum mit all seiner Kraft | | Arme waagerecht ausbreiten | Öffnung spürend |
| Und führe diese zu meinem Herzen | | Hände vor Brust zusammen legen | Herzraum spürend |
| Ich grüße die Sonne mit ihrem Strahlen am Himmel | | Arme heben: in Streckung und leichte Rückbeuge nach oben öffnen | Ausdehnung nach oben |
| Ich grüße die Erde, die mich trägt und nährt | | Aus Stand in Vorbeuge | Zur Erde verbindend |
| Ich lasse die Fülle des Vollmond in mir entstehen | | Aufrichten, Arme weit über Seiten nach oben führen | Fülle, Ausdehnung spürend |

| | | | |
|---|---|---|---|
| Ich grüße den Halbmond mit seinem Raum für Veränderung und Platz für Neues | | In Seitbeugen zur rechten und linken Seite dehnen | Beweglichkeit, Flexibilität spürend |
| Ich bringe das Licht des Mondes mit auf die Erde, die ich in ihrer Fülle betrachte | | Arme ausgestreckt in Brusthöhe halten und zu den Seiten drehen, Blick geht mit | Erde, Umgebung wahrnehmend |
| Ich komme zurück zu mir, angeschlossen an Himmel und Erde | | Arme senken wieder im Grundstand ankommen | Kreislauf schließend, bei sich ankommen |

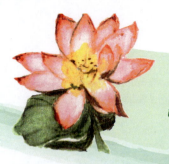

*Jeder steht in Verbindung mit jenem unendlichen Meer von Kraft, welches das gemeinsame aller lebenden Wesen ist. Überall, wo Leben ist, befindet sich hinter ihm der Speicher unendlicher Kräfte.*
*Sri Aurobindo*

# Schlussbetrachtung und Danksagung

Heute kann ich sagen, dass Yoga nicht nur zu meinem Beruf geworden ist, sondern der Weg des Yoga mein alltägliches Handeln und Denken in all seinen Formen und Zusammenhängen durchdringt. Ich habe in der Yogapraxis und Yogaphilosophie eine geistige und spirituelle Heimat gefunden. In vielen Lebenssituationen, inneren Krisen und äußeren Herausforderungen hat mir die Yoga-Philosophie immer wieder Hinweise für eine bewusst ausgerichtete Lebensführung gegeben und Hilfestellung geleistet, um zu einem angemessenen Umgang mit mir und mit anderen zu finden sowie inneres Wachstum ermöglicht.

Am eigenen Körper und Geist habe ich erfahren, wie die Heilung der Seele auch die Blockaden und Erkrankungen des Körpers löst und wie seelische Themen sich im Körper manifestieren können. In jungen Jahren bekam ich eine rheumatische Erkrankung, deren aggressiver Verlauf bis zu Gelenkversteifungen führte. Diese Versteifungen haben mir letztlich aufgezeigt, dass mein Leben nicht im Fluss war und dass es innere Blockaden für eine seelische Ausgewogenheit zu überwinden galt. So wie mein Denken und Fühlen flexibler, achtsamer und konstruktiver geworden sind, sind auch meine Gelenke wieder beweglicher geworden. Viele Jahre der bewussten Auseinandersetzung, der körperlichen Fürsorge und inneren Heilung haben dazu geführt, dass ich heute beschwerdefrei bin! Nur noch gelegentlich auftretende Schmerzen sind heute für mich wohlgemeinte Warnsignale des Körpers, dass ich etwas Wesentliches übersehen oder nicht gut auf mich geachtet habe. Höre ich auf diese Signale und erkenne ihre tiefer liegenden Ursachen, verschwinden die körperlichen Symptome wieder. So ist mir mein Körper zu einem weisen Wegbegleiter und innerem Lenker geworden, dessen Signale mir hilfreiche Orientierungen bieten.

Auf meinem Weg des inneren Wachstums habe ich stets auch mit und durch andere Menschen gelernt. Neben den ehrlichen Auseinandersetzungen, die wir mit uns selbst führen müssen, sind es immer auch Menschen, durch deren Beispiel wir lernen, Impulse bekommen und Bewusstsein entwickeln.

Deshalb hier einen Dank von Herzen an meine Lehrer und Lehrerinnen, die mir auf meinem Weg Impulse und Hilfestellungen gaben und geben, um den Yoga in all seinen Facetten immer wieder neu zu entdecken. Besonders dankbar bin ich, meinem spirituellen Lehrer Thich Nhat Hanh begegnet zu sein. Er ist mir durch seine liebevolle und bescheidene Art ein Wegweiser für die Achtsamkeit in meinem Leben geworden und verbunden mit seinen 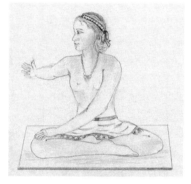 wunderbaren Gedanken und Texten erfahre ich immer wieder eine Ausrichtung und geistige Unterstützung für meinen inneren Wachstumsprozess.

Einen Dank auch an all die Menschen, die mir nahe stehen, an meine Familie, Kollegen, FreundInnen und Partner, die mir in den zwischenmenschlichen Begegnungen zahlreiche Gelegenheiten gaben und geben, mich zu spiegeln, Gemeinschaft zu erfahren und mich weiterzuentwickeln. Einen herzlichen Dank auch allen Freundinnen und Freunden, die mich während der Entstehung dieses Buches unterstützt und bestärkt haben und mit ihren konstruktiven Rückmeldungen zum Gelingen dieses Buches beigetragen haben. Viel Spaß hat auch die kreative Zusammenarbeit mit meiner Grafikerin Stefanie Dassel gemacht, die dem Layout des Buches den letzten feinen Schliff gegeben hat. Sie alle haben mir das Gefühl gegeben, im Meer des Lebens verbunden zu sein und sie haben mich die tragenden Kräfte freundschaftlicher Gemeinschaft erfahren lassen.

Ein besonderer Dank gilt meiner Mutter, die mit ihren schönen Zeichnungen und künstlerischen Fähigkeiten dieses Werk bereichert hat.

## Literatur und Quellennachweise

- Bäumer, Bettina (Hrsg): Die Wurzeln des Yoga. Die klassischen Lehrsprüche des Patanjali – die Grundlage aller Yoga-Systeme, Barth Verlag 1999
- BDY-Berufsverband Deutscher Yogalehre (Hrsg.): Der Weg des Yoga, Handbuch für Übende und Lehrende, via nova Verlag 2000
- BDY - Berufsverband Deutscher Yogalehre (Hrsg.): Medizinische Grundlagen, zusammengestellt von Petra Pramschiefer, 1996
- B.K.S. Iyengar: Licht auf Yoga, Barth Verlag 2005
- Bock-Raming, Andreas (Hrsg.): Die Reden des Buddha, Maxisverlag 2006
- Chinmoy, Sri: Veden. Upanishaden. Bhagavadgita, Diederichs Verlag 2000
- Dalman, Imogen / Soder, Martin (Hrsg.): Viveka, Hefte für Yoga, Berlin
- Desikachar, T.K.V.: Über Freiheit und Meditation. Das Yoga Sutra des Patanjali. via nova Verlag 2003
- Gibran, Khalil: Der Prophet, Walter Verlag 1987
- Hirschi, Gertrud: Mudras. Yoga mit dem kleinen Finger, Bauer Verlag, 2002
- Hirschi, Gertrud: Yoga für Seele, Geist und Körper, via nova Verlag 2003
- Jaffe, Angelika (Hrsg.): Erinnerungen, Träume, Gedanken von C.G.Jung, Walter Verlag 1962
- Jäger, Willigis: Wohin unsere Sehnsucht führt. Mystik im 21.Jahrhundert, via nova Verlag 2007
- Jonas, Hans: Das Prinzip Verantwortung. Versuch einer Ethik für die technologische Zivilisation, Suhrkamp Verlag 1984
- Judith, Anodea: Lebensräder. Das große Chakren- Lehr- und Übungsbuch, übersetzt v. A. Panster, Goldmann Verlag 2004
- Kabat-Zinn, Jon: Gesund durch Meditation, Fischer Verlag 2009
- Kaminoff, Leslie: Yoga Anatomie. Ihr Begleiter durch die Asanas, Bewegungen und Atemtechniken, riva Verlag 2007
- Krishnamurti, Jiddu: Anders leben, Kösel Verlag 2001
- Kuby,Clemens: Heilung, Das Wunder in uns, Kösel Verlag 2004
- Kübler-Ross, Elisabeth: Über den Tod und das Leben danach, Silberschnurverlag 2001
- Lautenbach, Ernst: Goethe Zitate, Auslese für das 21. Jahrhundert aus Werk und Leben, Judicium Verlag 2004
- Levine, Stephen: Sein lassen. Heilung im Leben und im Sterben, context Verlag 1991

- Middendorf, Ilse: Der erfahrbare Atem, Junfermann Verlag 1995
- McLean, Richard, Zen- Geschichten für den Alltag, Knaur Verlag 2004
- Northrup, Christiane: Frauenkörper – Frauenweisheit, Sandmann Verlag 2000
- Ohlig, Adelheid: Die bewegte Frau - Luna Yoga für Gesundheit, Nymphenburger Verlag 2004
- Peseschkian, N.: Das Geheimnis des Samenkorns, Positive Stressbewältigung, Fischer Verlag 2003
- Pfretschzner, Helga, Yoga üben in Schritten, Via Nova Verlag 2008
- Ramana Maharshi: Die Botschaft, Antworten, Lüchow Verlag 2001
- Raphael: Bhagavadgita. Gesang der Glückseligen, Kamphausen Verlag 2001
- Rilke, Rainer Maria: Das Stundenbuch, Suhrkamp Verlag 1996
- Samel, Gerti: Mehr Zeit, mehr Glück, mehr Leben. Vom achtsamen Umgang mit jedem Augenblick, Gütersloher Verlagshaus
- Schweizer, Albert: Die Ehrfurcht vor dem Leben. Grundtexte aus fünf Jahrzehnten, Beck Verlag 2003
- Sri Aurobindo: Autobiografie eines Yogi, Ashram Publication Department Verlag 2001
- Sriram, R.: Patanjali Yogasutra Arbeitsbuch, Selbstverlag 2003
- Sriram, R.: Yoga. Neun Schritte in die Freiheit, Theseus Verlag 2001
- Sogyal Rinpoche: Das Tibetische Buch vom Leben und vom Sterben, Barth Verlag 2002
- Svatmarama's Hathayogapradipika: Die Leuchte des Hathayoga,, Olms Verlag 1997
- Swami Sivananda Radha: Geheimnis Hatha-Yoga. Symbolik-Deutung-Praxis, Bauerverlag 1998
- Tatzky, Boris / Trökes, Anna / Pinter-Neise, Jutta (Hrsg.): Theorie und Praxis des Hatha-Yoga. Ein Leitfaden zur Erfahrung der Energie, via nova Verlag 1998
- Terzani, Tiziano: Eine Runde auf dem Karussell. Vom Leben und Sterben, Hoffmann und Campe Verlag 2005
- Thich Nhat Hanh: Die Kunst des glücklichen Lebens, Theseus Verlag, 2001
- Thich Nhat Hanh: Zeiten der Achtsamkeit, Herder Verlag 2008
- Tolle, Eckhart: Jetzt! Die Kraft der Gegenwart, Kamphausen Verlag 2004
- Wolz-Gottwald, Eckhard: Yoga-Philosophie-Atlas, via nova Verlag 2006
- Yogananda, Paramahansa: Der Yoga der Bhagavadgita, Self-Realisation Fellowship 2008

## Yoga- CDs von Sabine Gerlach

Bei der Autorin zu bestellen sind zwei CDs (im Eigenverlag) zur Yoga-Praxis. Die eine enthält Übungsanleitungen aus dem Hatha-Yoga, die andere ist eine mentale Entspannungsreise. Die von der Autorin aufgesprochenen Anleitungen sind zur Begleitung einer Übungspraxis im Alltag gedacht.

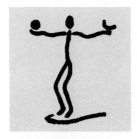

**Yoga aus der Kraft der Mitte**
Diese CD enthält zweimal 40 Minuten mit Übungseinheiten. Ausgewählt wurden einfache Yoga-Haltungen im liegen, sitzen und stehen, die sich gut für eine Alltagspraxis eignen. Die wohltuenden Wirkungen der Yoga-Übungen entstehen im Wechsel von Spannung, Bewegung und Entspannung.

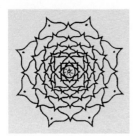

**Entspannungsreise durch die Cakras**
Diese CD enthält eine geführte Entspannung zu den 7 Energiezentren entlang der Wirbelsäule. Die meditative Reise ist eine Unterstützung zur Selbstentspannung. Das innere Erspüren und Visualisieren der einzelnen Cakras kräftigt diese in ihrem Energiefluss, wirkt reinigend, anregend und ausgleichend.

## Kontakt und Information

weitere Informationen zur Autorin und ihrer Arbeit:
www.yoga-pfade.de
kontakt@yoga-pfade.de